古醫籍稀見版本影印存真文庫

舌鑑辨正

清・梁玉瑜傳　陶保廉錄

中醫古籍出版社
Publishing House of Ancient Chinese Medical Books

圖書在版編目（CIP）數據

舌鑒辨正 /（清）梁玉瑜傳；（清）陶保廉録 . — 北京：中醫古籍出版社，2015.9（2022.9 重印）

（古醫籍稀見版本影印存真文庫）

ISBN 978-7-5152-0859-6

Ⅰ . ①舌…　Ⅱ . ①梁…　②陶…　Ⅲ . ①舌診

Ⅳ . ① R241.25

中國版本圖書館 CIP 數據核字（2015）第 093443 號

古醫籍稀見版本影印存真文庫

舌鑒辨正　清・梁玉瑜　傳；陶保廉　録

責任編輯　黄　鑫

封面設計　張雅娣

出版發行　中醫古籍出版社

社　　址　北京市東城區東直門内南小街16號（100700）

電　　話　010-64089446（總編室）010-64002949（發行部）

網　　址　www.zhongyiguji.com.cn

印　　刷　北京市泰鋭印刷有限責任公司

開　　本　850mm × 1168mm　32開

印　　張　4.125

字　　數　29千字

版　　次　2015年9月第1版　2022年9月第2次印刷

書　　號　ISBN 978-7-5152-0859-6

定　　價　26.00圓

國家古籍出版

專項經費資助項目

據中國中醫科學院圖書館藏清光緒二十三年丁酉蘭州固本堂書局刊本影印原書版框高一七八毫米寬一三六毫米

出版説明

中醫藥學是中華民族優秀傳統文化的重要組成部分，是我國醫學科學的特色，也是生命科學中具有自主創新優勢的領域。歷代存留下來的中醫典籍是我國寶貴的文化遺産，其承載着中華民族特有的精神價值、思維方法、想象力和創造力，是中醫藥科技進步和創新的源泉。對中醫古籍進行保護與整理，即是保護了我國全部古籍中的一個重要的組成部分。

《古醫籍稀見版本影印存真文庫》在全面調查現存古醫籍版本情况的基礎上，遴選出五十餘種具有較高學術價值、文獻價值的古醫籍，對其稀見的版本進行搶救性地挖掘整理，其内容涵蓋中醫臨床内、外、婦、兒、針灸、五官各科及基礎理論等領域。這些版本多爲亟待搶救的瀕危版本、珍稀版本、孤本、善本，或者曾經流傳但近幾十年來世面上已很難見到的版本，屬於讀者迫切需要掌握的知識載體，具有較大的出版價值。爲方便讀者閲讀與使用，本叢書整理者對所遴選古籍的版本源流及存世狀況進行了考辨，撰寫了提要，簡介了作者生平，評述了著作的學術價值；爲避免在整理過程中出現各種紕漏，最大限度地保留文獻原貌，我社決定採用影印整理出版的方式。

此次所選書目具有兩個特點：一是以學術性和實用性兼顧爲原則，選擇凝結歷代醫藥學家獨到理論精粹及豐富臨床經驗的精品力作，突出臨證實用，并且充分注重各類中醫古籍的覆蓋面，除了喉科之外，其余各類均有涉及；二是選擇稀見版本，影印出版，不僅可以避免目前市場上古籍整理類書籍魚目混雜、貽誤后學之弊，而且能够完整地體現歷史文獻的真實和完整性，爲讀者研習中醫提供真實的第一手資料。該叢書對於保護和利用中醫藥古籍，發揚和傳承中醫藥文化，更好地爲中醫藥科研、臨床、教學服務具有重大的意義。

我社自二十世紀八十年代成立以來，陸續出版了大型系列古籍叢書，影印的有《中醫珍本叢書》《文淵閣四庫全書醫家類》《北京大學圖書館館藏善本醫書》《海外回歸中醫古籍善本集萃》《中醫古籍孤本大全》等，自出版后廣受學界和藏書機構歡迎。實踐證明，以影印爲基礎進行文獻開發，不僅符合學術研究和收藏需要，而且操作性更强，對促進文獻批露意義重大。

在編輯過程中，我們遵循《古醫籍稀見版本影印存真文庫》的編輯規範，進行了嚴格地查重，并查核原書，爲每種圖書制作了新的書名頁，重新編目，讓讀者一目了然。爲了讓讀者真真切切感受古籍的原汁原味，我們對前言和目録均採用繁體竪排形式。需要説明的是，所收珍本中有缺卷或缺頁的情况，由於這些珍本基本上没有復本，我們没有進行配補，僅作了相應的標注，也留下了些許遺憾，敬請廣大讀者諒解。

中醫古籍出版社

二零一五年九月

前言

中醫以舌診與脈診並重，千古以來從無異議。《素問》以『舌轉可治』；華佗曰『以舌卷黑者死』，《金匱》云『舌黄可下』，《傷寒論》有舌白苔滑及舌乾急下諸説。其後歷代醫家無有不倡觀病於舌者。元代《敖氏傷寒金鏡録》爲舌診之專著，流傳頗廣。杜本所撰《舌鏡》、明代陶華之《傷寒點點金書》、王景韓《神驗醫宗舌鏡》、張吾仁《傷寒世驗精法》等，則少有收藏。清代長洲張登，字誕先，匯纂《傷寒舌鑒》一卷，以舌審病，立術頗新。光緒間，秀水陶保廉據張登《舌鑒》一百二十舌，《薛氏醫案》三十六舌，茂名樑玉瑜《溫疫》十三舌等，整理爲《舌鑒辨正》二卷。

上卷論白舌三十二條、黄舌二十五條、黑舌二十三條；下卷論灰舌十七條、紅舌四十一條、黴醬舌三條、妊娠傷寒舌六條、藍舌二條，合論一百四十九條。每舌作總論，述其辨證大綱。每條均繪圖，並敘其形象及具體辨證方法。全書圖文並茂、條分縷析、言簡意明、有證有方，無論在臨證治療或是舌診研究方面，都不失爲有重要價值的參考書。現據中國中醫科學院圖書館所藏蘭州固本堂書局刊本影印，以饗讀者。

中醫古籍出版社

目録

舌鑑辨正序

上古診脈不止於手凡乳下（見素問平人氣象論）兩額兩頰耳前足指踝後（素問決死生論）趺陽（傷寒論）無不按切又不第於寸關尺分三焦（王叔和脈經寸主上焦出頭及皮毛關主中焦腰腹尺主下焦少腹至足）兼以輕重別藏府（脈經持脈如三菽之重爲肺部如六菽之重爲心部如九菽之重爲脾部如十二菽之重爲肝部按之至骨爲腎部）所謂三部九候（詳素問）其術良多後世失傳但診手脈則三部亡其二即以手論如素問尺內尺外一節（見脈要精微論）釋之者紛若聚訟莫得其諦則九候又亡其八於此而猶強執方寸之腕高談脈理夫亦惝怳迷離聊遵故事耳閒嘗涉獵醫書一證兼數脈一脈兼數證脈象由臆度病狀括

萬千言之多文行之鮮實軒岐心法藐不可追術家論著半屬自欺揆之鄙意未敢盡信身瘦多病聽醫者妄言之妄治之久不得效諉諸天命纖思於切脈之外別求一法見　四庫書目載吳江張登舌鑑一卷以舌審病立術頗新然寓吳江二十餘載未見此書近年侍嚴親宦遊足跡半於中國時時善病各省名醫亦皆據脈立方其能言陰陽傳變五行生尅運氣流行諸空談者即侈然自足而於切實治病之技究無把握歲癸巳在新疆偶理舊書心煩骨疼憊甚論者咸指爲虛主滋陰降火明年益劇入夜熱氣上沖胸鬲煩躁四肢搐戰友人爲言茂名梁特巖先生

世精於醫緣事出塞可求治焉既見先生令吐其舌決爲實熱服苦寒多劑聞者皆駭而氣沖搐戰等事漸止體中舒泰叩先生所學以察舌色舌苔爲主祕其家傳慎不肯宣意必與張誕先舌鑑相似屬坊友覓得蜀板舌鑑大喜以示先生謂與家傳之術迥殊保康因條舉以問因請先生辨其謬而正其偏日錄數條三閱月成二卷名曰舌鑑辨正非獨爲醫林別樹一幟實足補切脈之窮也抑又聞之素問云舌轉可治大奇論 金匱云舌黃可下傷寒論有舌白苔滑及舌乾急下諸說華陀察色訣云舌卷黑者死見脈經觀病於舌自古有之則以此書爲復古也可舌不隔膜

且爲心苗目視明澈勝於手揣則以此書與脈經並行也亦可

光緒甲午孟夏秀水陶保廉序於烏魯木齊

凡例

一吴江張登傷寒舌鑑一卷求之不得四川萬縣王文選所刻活人心法四冊內有舌鑑據云合張氏一百二十舌薛氏醫案三十六舌梁邑段正誼瘟疫十三舌擇錄一百四十九舌是王文選所編不盡張登原本而張氏之說固十居其九也今即取此為原本（王文選非知醫之人又云舌鑑出於醫通不知醫通為吴江張璐所輯璐字石頑而舌鑑為張登所撰登字誕先）

一舌鑑統論舌色不分藏府部位茲冠全舌分經圖於卷首係明季良醫祕傳以察各藏病機遵之數世確有徵驗

一原本圖象太拘如中黑邊白右黑左白白中雙黃之類

病舌所顯之色其界限斷非截然分清。惟偏濃偏淡處。自有不同之狀。閱歷深者必能知之閱者勿泥圖以觀

一原本拘執五行以顏色之生尅決病人之或劇或死間有可治者亦束手坐視矣今廢棄舊說閱歷深者自知病狀未必盡合五行

一原本拘於傷寒日數不知病情萬變安能悉如古法傷寒傳經無一定日數所傳之經亦無一定次序而傳經亦不但傷寒凡傷暑傷熱皆能傳也

一原本祇以舌色辨傷寒。不知種種雜病。皆可觀舌以別寒熱虛實。

一辨舌較證脉稍易脉隔皮而舌無皮也寒脉不變熱脉多變而舌色則不亂也切脉憑指涉於恍惚而觀舌憑目尤爲昭著也脉動之源根於心每刻心跳若干次則脉動亦若干次以脉驗心病頗顯以脉驗他藏之病每易混亂況病人心血阻滯往往病未必死而脉已結代或伏亂惟舌居肺上湊理與腸胃相連腹中元氣薰蒸醞釀親切顯露有病與否昭然若揭亦確然可恃

一小病以舌脉參判久病及略重之病脉有時不可憑者則當舍脉憑舌。切勿拘執脉象。

一圖說祇見大概耳。尚不如面授。看書不如臨證。

一原本既經辨駁不能概錄以省繁文

一原本以舌分類不以病分類未能盡合鄙意惟不欲大反前規故諸舌次序悉依原本宜參看醫學答問憑舌辨證之法

一原本繪舌雖多有不常見者有常見而或遺漏者閱者以意會之勢不能一一申說

一各條所論有前後重複者有言不盡意者閱者諒之

一舉世但知外症有腐壞之狀。不知內科諸症藏府經絡亦多有發熱處。或腐壞處。舌色改變。腹中之惡狀可想。投以溫補滋補。非益其熱而促之爛乎。故非重劑苦寒不可。言之駭聽。泥古者必以為非。閱歷深者或自悟乎。

舌鑑辨正卷一

茂名梁玉瑜傳　　秀水陶保廉録

全舌分經圖

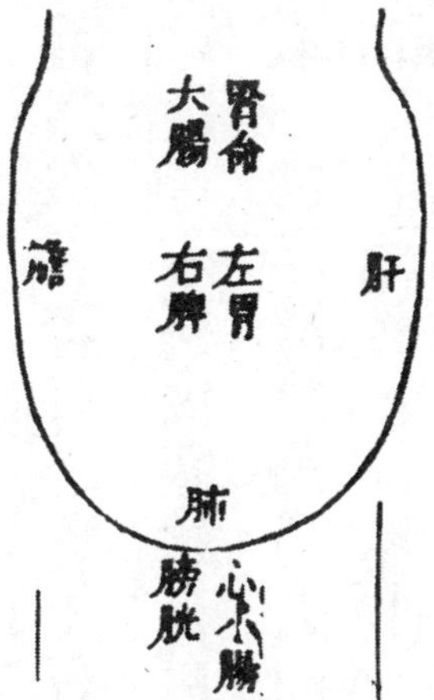

舌根主腎命大腸。應小腸膀胱舌中左主胃。右主脾。舌前面中間屬肺。舌尖主心心包絡小腸膀胱。應大腸命舌邊左主肝。右主膽。舌尖統應上焦。舌中應中焦。舌根應下焦。

白舌總論

白舌爲寒。表證有之。裏證有之。而虛者熱者實者亦有之。故白舌辨病較難不獨傷寒始有白舌。而白舌亦可以辨傷寒。其類不一。白浮滑薄苔。刮去即還者。太陽表寒邪也。白浮滑而帶膩帶漲。色分各經。刮之有淨有不淨者。邪在半表半裏也。全舌白苔。浮漲浮膩。漸積而乾。微厚。刮不脫者。謂刮去浮面而其底仍有寒邪欲化火也。辨傷寒舌大約如此。傷寒亦有黃舌黑舌分論於後至若雜病之人。舌白嫩滑。刮之明淨者。裏虛寒也。無苔有津濕而光滑。其白色與舌爲一。刮之不起垢泥。是虛寒也。口脣必潤澤無縫。白厚粉濕滑膩苔。刮稍淨。而又積如麪粉發水形者。裏寒濕滯也。白粗澀。有朱點。有鏵紋之苔。粗澀則不光澤朱點則顯其臟府有熱裂鏵紋多因誤服溫藥之故白乾膠焦燥滿苔。刮不脫。或脫而不淨者。刮去垢泥後底子仍留污質膩澀不見鮮紅裏熱結實也。此舌頗多。其苔在舌。比之面上傅粉。刮之多垢。其白色與舌爲二物。是熱也。與前論之虛寒舌相反。當認明。此苔由淺而深。將黃未黃。或竟變黑者也。不可用溫補藥。若白苔夾變別色見於某經。即是某經病重。凡表裏寒熱虛實證皆同。辨舌者宜於望聞問切四事參攷之。庶幾不差。

微白滑苔

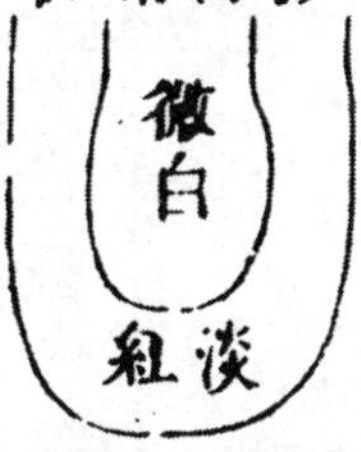

第一微白滑苔舌。如圖中微白光滑。邊淡紅而有津。此脾胃寒而心肝膽虛也。無病人見此可勿藥。裏虛寒證有此舌。宜專經溫補。若初感寒邪在太陽。頭痛身熱惡寒

無汗。脈浮緊而見此舌者。宜溫散表藥。凡感邪尚淺者。多未顯於舌。必執此爲傷寒之舌則謬。

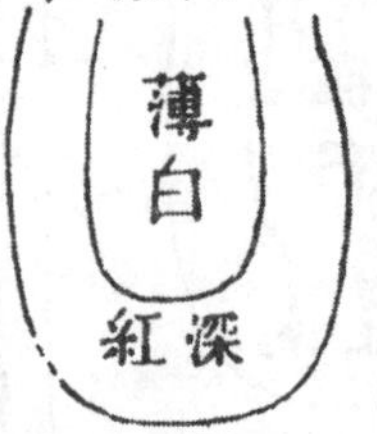

第二薄白滑苔舌。如圖中薄白。尖深紅。此脾胃微寒而心經熱也。無病人有此勿藥。若見脾胃寒證。偏於白滑重在滑字濕而多津宜用辛溫藥治。若見心經熱證。偏於深紅少津宜用清涼藥。若初感熱邪在太陽。頭痛身熱無汗。眩暈口乾。鼻氣熱者。宜用涼散表邪藥。得汗自愈。此係初感邪未見於舌也不可拘定白舌爲寒而誤用溫散舊說泥於二三日傷寒未曾汗。太陽與少陽合病。方有是舌。則謬甚。

第三厚白滑苔舌。如圖中厚白。尖邊無異色。此脾胃有寒

濕也。表裏證皆有之。傷寒邪在太陽。口不

厚白滑苔

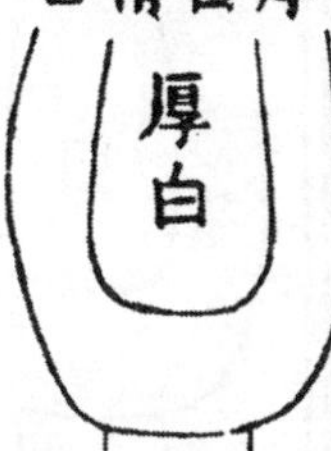

乾。舌不燥。頭痛發熱無汗惡寒身痛。脉浮緊者。宜麻黃湯發汗自愈。凡表證兩臉必熱。若雜病裏證。宜白茯白朮蒼朮乾薑附子等藥。若舌厚白不滑。無津而燥是實熱也。斷不可用此等溫藥。舊說治法亦合。惟僅言表證未及裏證耳。

第四乾厚白苔舌。中乾厚白。尖邊無異色。脾胃熱滯也。裏

乾厚白苔

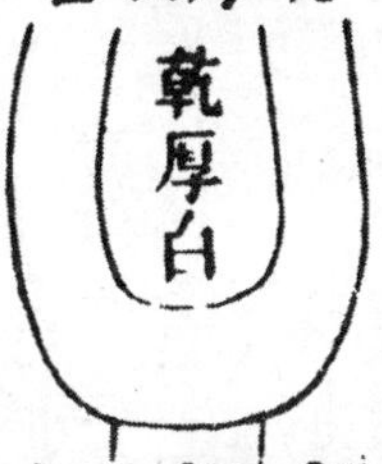

證宜三仙丹梁氏三仙丹用黃芩厚朴枳實加石斛山查麥芽等藥。若傷寒表證見此舌。是邪熱在少陽。其證多口苦耳聾。發熱煩燥。四肢逆冷。寒熱往來不等。宜小柴胡湯。舊說謂營熱胃冷未合。

第五白苔黃心舌。傷寒傳至陽明也。若微黃而滑潤。仍當汗解。宜柴葛湯。若苔焦口渴煩燥譫語燒熱。宜白虎三黃等湯。若苔燥大便閉。宜大柴胡湯。柴胡大黃枳殼半夏赤芍黃芩生薑大棗若雜病裏證

白苔黃心

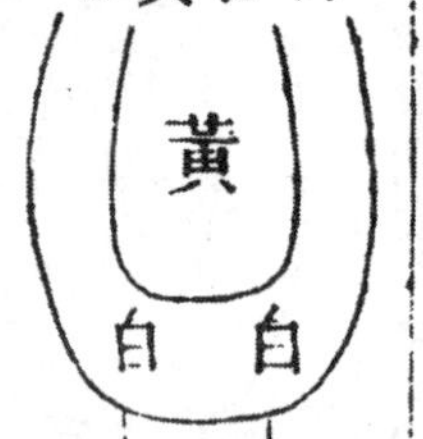

見此舌。中黃刮不淨者。脾胃實熱也。宜白虎三黃。大黃酌用。若中間黃苔一刮即明淨。餘苔俱白色不紅。而多津濕潤者。則爲寒證。宜分經辨準。用辛溫藥。舊說未盡善。

白苔黃邊

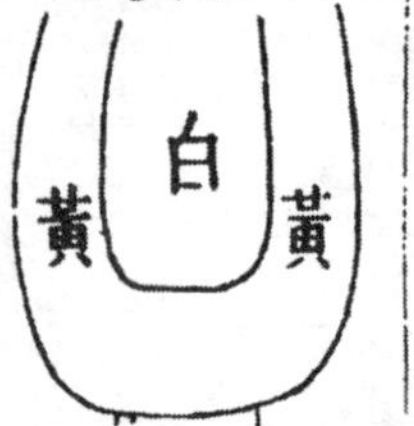

第六白苔黃邊舌。如刮之淨者。無病人也。所謂淨者。必須清潔光明。見淡紅潤澤之底。若底留粗澀垢膩如薄漿糊一層者。即爲不淨。即是內熱。刮不脫或不淨者。是脾胃眞熱

假寒。黃色是真熱白色是假寒心肝肺膀胱爲陽火逼迫。邪火實火而均爲陽火移熱於大腸也。其爲病多咳痛。心胸熱。小便濇。大便或結或泄。熱極則脾縮不靈故亦泄或瀉紅白痢不等。咳痛心胸熱者。宜生石膏知母三黃花粉竹茹等藥。小便濇者。宜木通車前三黃等藥。大便結或泄者。宜調胃承氣湯。紅白痢者。宜芩連治痢湯。舊說拘於中白爲寒誤也。

第七乾白苔黑心舌。其黑苔濕潤。一刮即淨者。裏證眞寒假熱舌也。當以十全甘溫救補湯加減治之。黃耆人參白朮熟地川芎歸身鹿茸白芍茯神甘草若乾黑刮不淨。是傷寒邪已化火傳陽明胃府症。每常

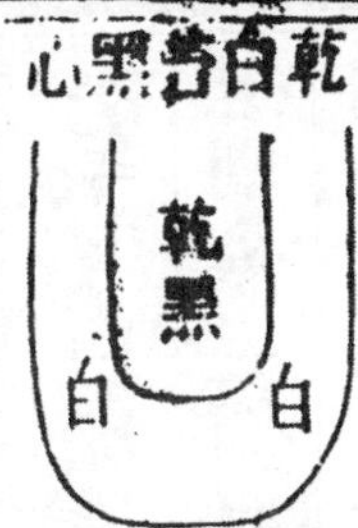

發燒譫語。口乾渴。不惡寒。或自汗從頭面出至頸而止者不等。宜白虎湯不次急服。至黑苔漸退。周身出汗透徹燒退卽愈矣。倘服白虎數劑。而中苔仍乾黑。燒熱未退。大便閉急。繼以大承氣湯。間用破格白虎三黃。不次急投。必俟乾者濕。黑者退。則病愈。若不明利害。偏執臆斷之書。忌用苦寒。自誤其生。別無補救之法。如舊說云二三日未汗有此舌必死。皆因臨證少。未能憑舌求治耳。辨傷寒舌必拘幾日見某色。是茹古不化。以耳爲目。誤己誤人。莫知其謬。能辨舌者。不論一日十日。卽以所見之色。分經辨證。對病用藥。其效如神。

第八白滑苔尖灰刺舌。如濕潤刮之即淨者。眞寒假熱也。

白滑苔尖灰刺

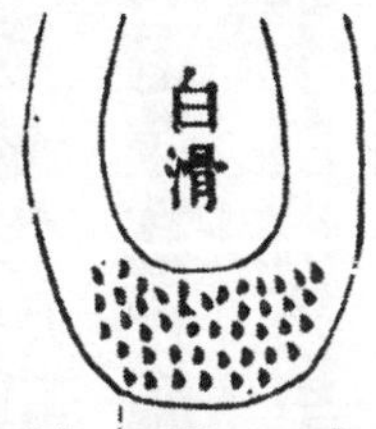

表裏證均有。宜辛溫燥濕。若乾厚刮不淨者。是脾胃爲濕熱困。心肺熱極。裏證也。宜苦寒藥。若傷寒見此舌而乾厚者。亦邪熱入裏。熱逼心肺矣。不必論脈之長短。即用大承氣湯不次急下。以灰刺退淨爲止。十不失一。若服藥限於一日一劑。則非救急之法。舊說指爲陽明兼少陽舌。脈弦數者死。拘定舊法。不能急瀉裏熱。宜其死也。

白苔滿黑乾刺

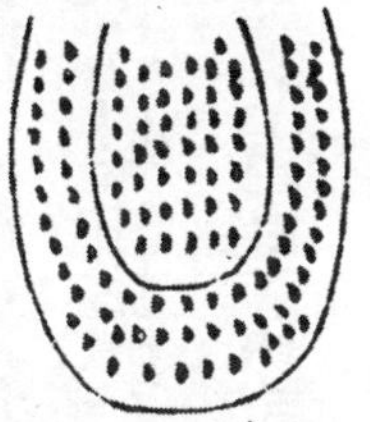

第九白苔滿黑乾刺舌。如刮之黑刺即淨。光潤不乾。口渴而消水不多。發燒欲剝衣滾地者。在雜病爲眞寒假熱之裏症。以甘

温除大熱法加減甘温救補湯治之愈。所治痊此等病若刮之不淨。乾燥粗澀。乃十二經皆熱極。不獨傷寒傳陽明裏證始有此舌也。舊說謂其證不惡寒而惡熱者。大柴胡加芒消急下之。遵傷寒古法不錯。今人或於時書偏說。謂芒消等藥不可輕服。見有此舌。不敢急投。或限以一日一劑。誤人多矣。能知辨舌利害者。凡各病裏症見此舌。即以十全苦寒救補湯生石膏知母黃芩黃連黃蘗大黃芒消厚朴枳實犀角不次急投。服至黑刺退淨為止。履險可必如夷。

第十白滑苔黑心舌。若刮之即淨而濕潤者。真寒假熱舌也。宜十全辛温救補湯。附子乾薑肉桂豆蔻木香陳皮半夏川椒丁香藿香若刮不

白滑苔黑心

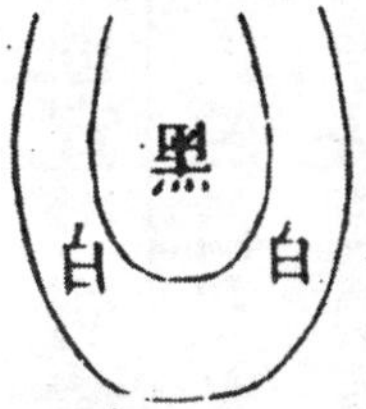

淨而膩澀粗燥者。實熱裏證也。宜平陽清裏湯。（傳薪集方生石膏知母黃芩黃連黃蘗暹犀角羚羊角生甘草）表邪入裏者亦有之。大熱譫語。或食復發熱。或利不止者。皆宜十全苦寒救補湯（見前）加減。不次急投。（凡言不次急投者告當循環連進此家傳歷代經驗者也）服至黑苔退淨為準。遲疑難治。

第十一半邊白滑舌。白滑無苔。乃寒也。白滑在左乃肝寒。宜溫肝藥。在右乃膽寒。宜溫膽藥。然傷寒證無如此清楚之舌。舊說指為半表半裏用小柴胡加減。不知合否。余不敢妄斷。

半邊白滑

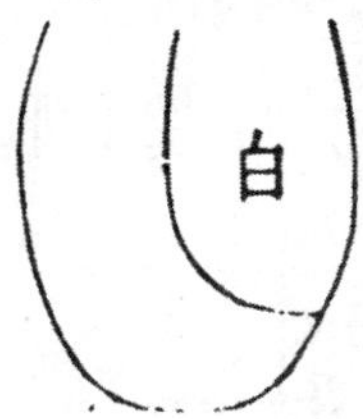

第十二藏結白滑舌。或左或右。半邊白苔。半邊或黑或老

藏結白滑

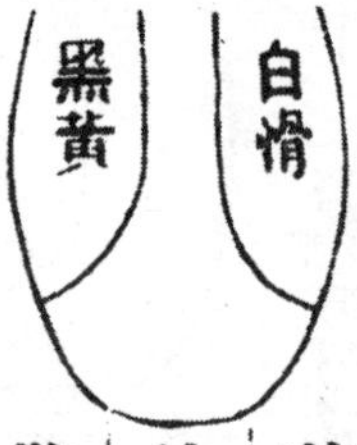

黃色。邪結在臟也。舊說用黃連湯加附子。結在咽不能言語者。生脈散合四逆湯。可救十中一二。家訓云。歷見此舌。依此等治法。十無一生。凡言家訓者。皆余六世祖得諸名師祕傳。歷代口授經驗之詞。白滑無苔舌。虛寒體也。感寒邪者。色亦如此。若半邊有黃黑苔。則寒邪已傳裏。鬱結在臟。久而化火矣。當舍其白滑。急治其標。看某邊色見老黃或黑者。卽從黃黑邊治。左黃黑者。邪火逼肝也。宜用胡黃連羚羊角犀角青蒿山梔石膏知母等藥。右黃黑者。邪火逼膽也。宜龍膽草青蒿柴胡石膏知母三黃等品。黃黑苔不論結左右。喉痛不能語言者。宜山豆根

石膏知母三黃大黃桔梗甘草等藥對病施治。瞑眩乃瘳見此舌能知治法。可保萬全。

第十三白苔黑斑舌。如刮之即淨者。微濕熱也。宜瀉濕清熱。若刮不淨者。底子膩澀粗燥乾苦十二經皆實熱。陽火燒陰將竭也。皆裏證。無表證。不論傷寒傳裏及諸病證。見此舌者。以十全苦寒救補湯加減。見第九舌不次急投。服至黑斑退淨方愈。萬無一失。或偶試用涼膈散承氣湯遲疑緩投亦難補救明利害者當詳酌之舊說指白中斑點謂水尅火。僅能十救一二。謬甚。

白苔黑斑

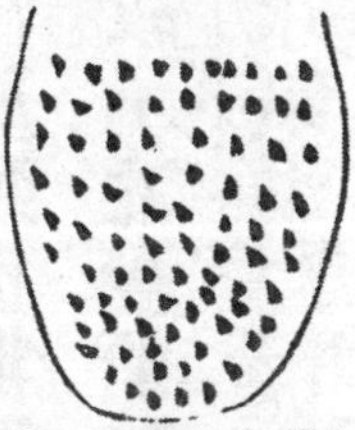

第十四白苔燥裂舌。舊說謂傷寒胸中有寒。丹田有熱。故

白苔燥裂

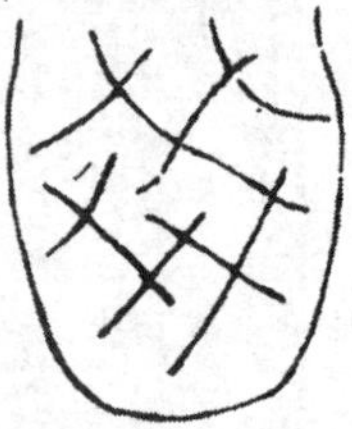

苔白。因過汗傷營。舌中無津。故燥裂。內無實熱。故不黃黑。用小柴胡加芒消微下之。醫家多主此說。然似是而非。治病罕效。家訓云。白苔燥裂舌。乃因誤服溫補。灼傷真陰所致。非傷寒過汗所致也。無黃黑色者。真陰將枯竭。舌上無津。苔已乾燥。故不能變顯他色。藏府有逼壞處。故舌形皸裂也。治宜大承氣湯（大黃 芒硝 厚朴 枳實）急下以救真陰。歷試良效。

白苔黑根

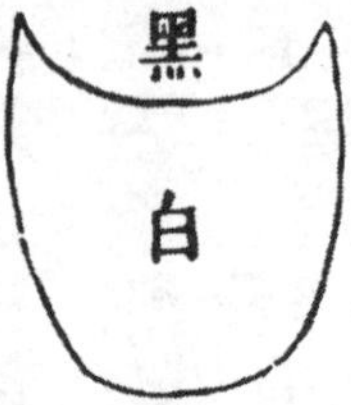

第十五白苔黑根舌。若黑根無積膩。白苔薄滑。刮之即淨。舌上多津。口不渴。或渴而不消水者。真寒假熱也。宜十全辛溫救補

湯見第十舌加減。不次急投。黑根自退。病即愈。若黑根積膩粗澀。白苔乾厚。刮之不淨。無津燥苦。口渴消水者。真熱假寒也。宜十全苦寒救補湯加減。不次急投。黑根漸退。疾乃瘳。

舊說泥於火被水尅之象。固甚謬甚。

第十六白尖黃根舌。傷寒邪初入裏化火也。未可遽用承氣。宜大柴胡湯。若非傷寒證。則當分經辨色。乾黃為熱。潤白為寒。若尖上之白厚膩粗澀。則概作熱論專經對病。用藥補偏。

白尖黃根

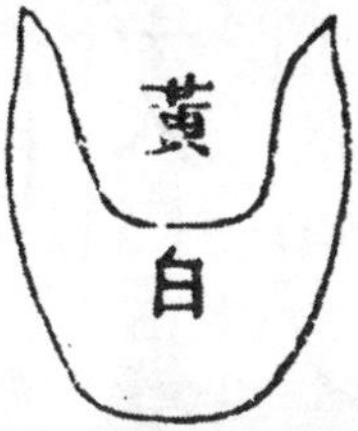

第十七白苔雙黃舌。舊說云此陽明裏證也。因邪熱上攻。致舌有雙黃。惡熱轉失氣煩躁者。大柴胡調胃承氣下之。

其說是也。若別證見此舌。是脾胃熱而諸經無病。宜用生大黃三黃枳殼厚朴等藥。此是白中夾黃耳。未必如圖式之整齊分、明也。凡此等圖當以意會之。不可拘泥。

白苔雙黃

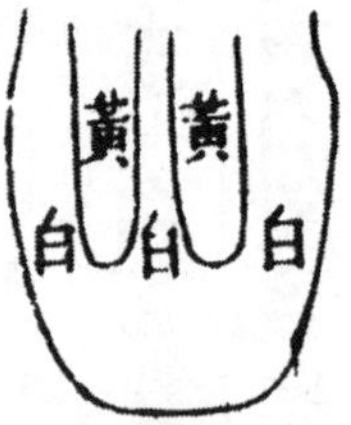

第十八白苔雙黑舌。乃寒邪入裏化火。熱逼脾胃也。實熱雜證皆有之。宜白虎湯去粳米甘草加大黃治之。人尚能飯食故去粳米 恐藥力薄故去甘草 舊說用理中湯。醫家多如此。誤人不少。當明辨之。

白苔雙黑

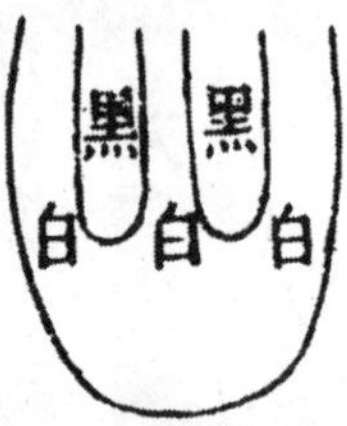

第十九白苔雙灰舌。如滑潤一刮卽亮淨者。中寒鬱滯也。宜薑桂附厚朴春砂香附等藥。如乾厚無津。刮不淨者。乃傷寒化火

白苔雙灰

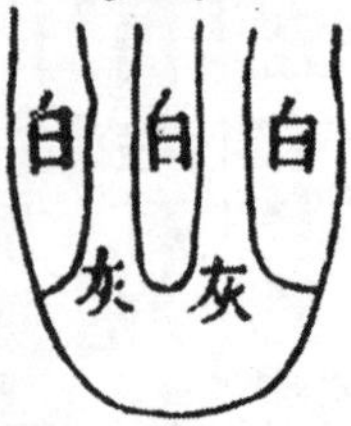

鬱熱攻裏也。宜大承氣急下。灰色退淨乃愈。舊說云無津者不治非也。

第二十白尖中紅黑根舌。如舌尖白而根灰黑少者。乃少陽邪熱傳府。熱極而傷冷飲也。水停津液固結而渴者。宜四苓散。自汗而渴者宜白虎湯。下利而渴者。宜三黃解毒湯。舊說是也。若黑根多。白尖少。中鮮紅。或不甚紅而乾澀者。宜大承氣湯不次急投。黑根退淨乃愈。

白尖中紅黑根

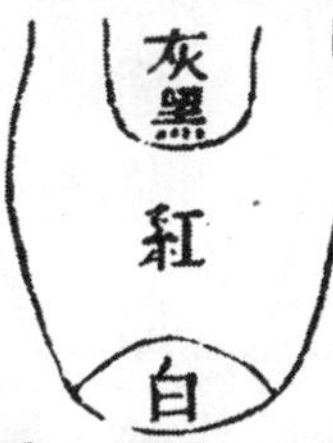

第二十一白苔中紅舌。太陽經初傳也。無汗者發汗。有汗者解熱。亦有在少陽者。小柴胡湯加減治之。舊說是也。

白苔中紅

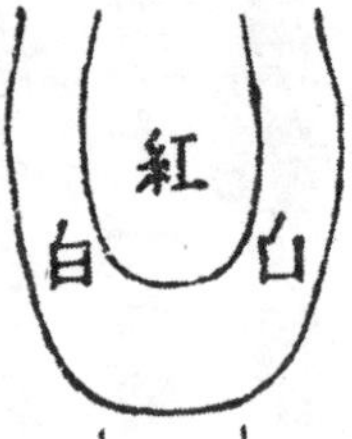

第二十二白尖紅根舌。邪在半表半裏也。其證寒熱往來耳聾口苦脇痛。脈浮弦。小柴胡湯和解之。

白尖紅根

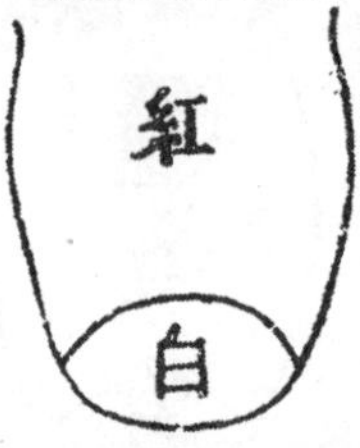

舊說是。

白苔尖灰根黃

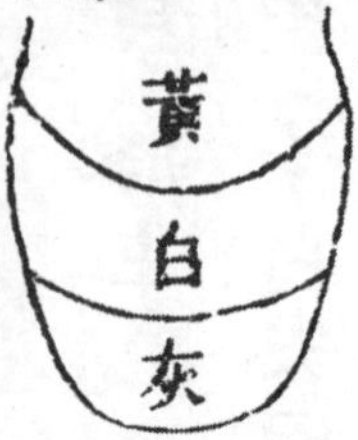

第二十三白苔尖灰根黃舌。太陽經熱并於陽明也。如根黃色間白。目黃小便黃者。宜茵陳蒿湯加減。舊說是。

第二十四白苔尖根俱黑舌。乾厚刮不淨者。乃心腎熱極。脾胃真熱假寒也。其證多發燒譫語。呃逆乾嘔。食物即吐。昏迷似睡而卻非睡。惟十

白苔尖根俱黑

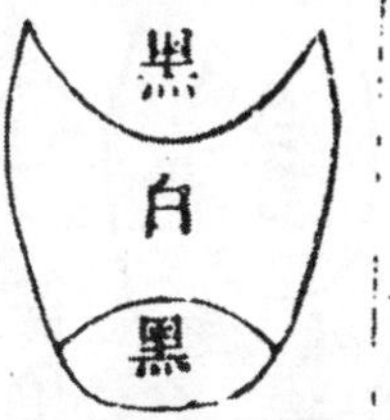

全苦寒救補湯（見第九舌）不次急投。勿稍遲緩。黑色退淨方愈。舊說謂金水太過。火土氣絕。乃臨證少治法窮之論也。謬甚。

第二十五純熟白舌。（光滑無苔）乃氣血兩虛。臟府皆寒極也。宜

純熟白舌

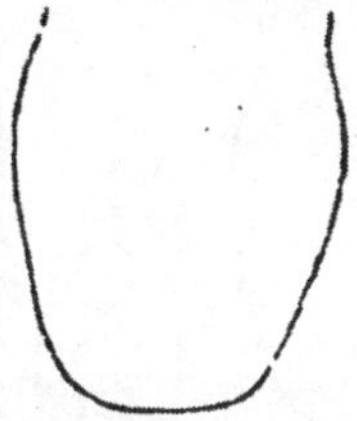

十全甘溫救補湯（見第七舌）加薑附桂不次急投。至白色生活（轉淡紅）乃愈。若用藥遲疑慮寒過度。即難治。傷寒證無此舌。如舊說謂

冷食停積用枳實理中湯。必致十無一生。所見多矣。

第二十六淡白透明舌。不論老幼見此舌。即是虛寒。宜補中益氣湯加薑桂附治之。風寒傷寒證均無此透明之舌。透明者全舌明淨無苔。而淡白濕亮。間或稍有白浮漲。似苔卻非苔也。此爲虛寒舌之本色。若感寒邪者有薄浮滑苔。故云傷寒無此舌。以上二者。爲虛寒白舌之準。

淡白透明

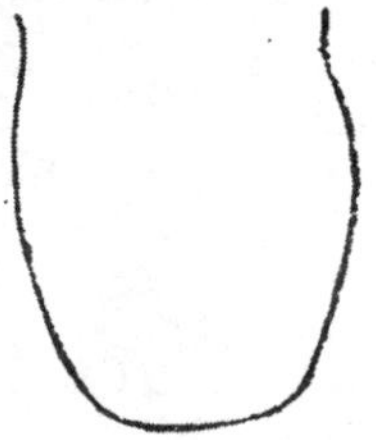

第二十七白苔弦淡紅舌。其白苔薄滑者。在表證爲邪初入裏。丹田有熱。胸中有氣。乃少陽半表半裏證。宜小柴胡湯梔子豉

白苔弦淡紅

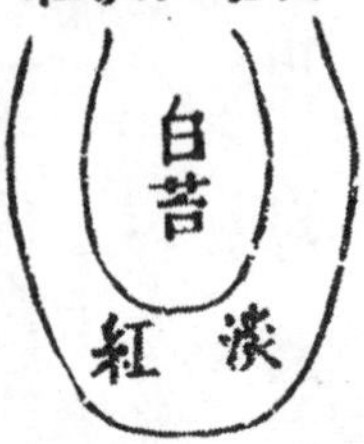

湯。舊說是也。凡邪在半表裏者多宜散表防裏若裏症見此舌。白胎一刮即光淨者乃寒結脾胃也。宜理中湯。

第二十八白苔黑點舌。傷寒白苔中黑小點亂生尚有表症者。其病來之雖惡。宜用涼膈散微表之。連翹梔仁大黃甘草朴消條芩薄荷竹葉表退即當下。用調胃承氣湯。舊說是也。若裏證則仿第十三舌。

白苔黑點

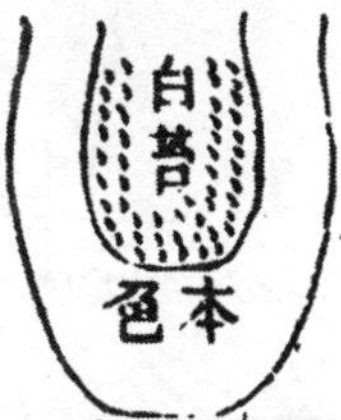

第二十九右白苔滑舌。病在肌肉。邪在半表半裏。必往來寒熱。宜小柴胡湯和解之。舊說是。

右白苔滑

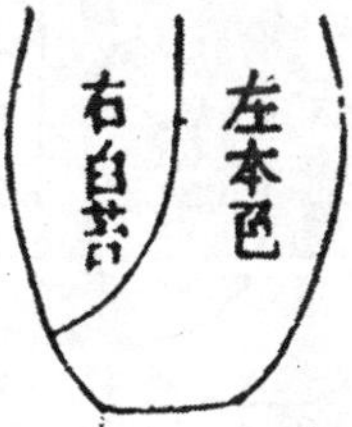

第三十左白苔滑舌。此臟結之症。邪并入臟。最難療治。若屬陽症口渴腹脹喜飲冷者。宜承氣湯下之。若陰結口渴而不喜飲冷胸中痞滿者。宜濟川煎。當歸 川芎 蓯蓉 澤瀉 升麻 枳壳 舊說是也。

左白苔滑

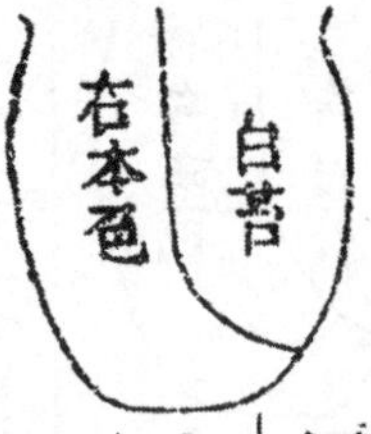

第三十一偏白舌。如全舌光白無苔。則虛寒也。如淡白兼微紅無苔。則無病人也。若瘟疫見此舌。則舌上必有烟霧白色蓋滿。而有惡寒發熱胸脘不清。或嘔吐頭痛身痛。日晡煩熱口臭難聞等證。宜以十全苦寒救補湯急投之。非表症也。舊說云疫邪在表用達原飲二劑而安者。檳榔、厚朴、草菓仁、知母、白芍、黃芩、各

偏白舌

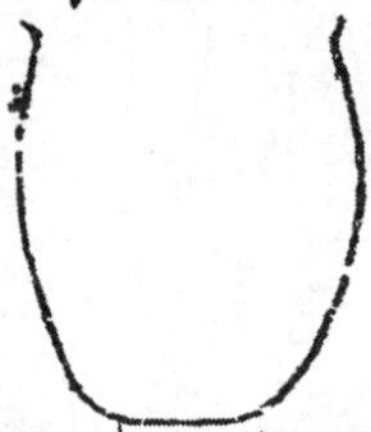

一錢甘草八分或是白滑苔舌則可。否則謬。蓋辨色未明。憒然施治。而偶中者也。倘舌白如積粉遍布。滑而不黃者。乃寒滯也。宜溫中行滯。表症無此舌。舊說云邪在胃家。又三陽表證用柴葛羌活。裏證加大黃。俱謬。

第三十二白苔乾硬舌。有似砂皮。一名水晶苔凡厚白苔本能變黃色。若此苔當其白時。津液已乾燥。邪雖入胃。不能變黃。宜急下之。用承氣如白苔潤澤者。邪在膜原也。邪微苔亦微。邪毒既盛。苔如積粉滿布。此時未敢遽下。而苔色不變。口渴喜飲冷者。服三消飲。即達原飲加大黃羌葛柴胡薑棗次早即顯黃色。舊說是。

白苔乾硬

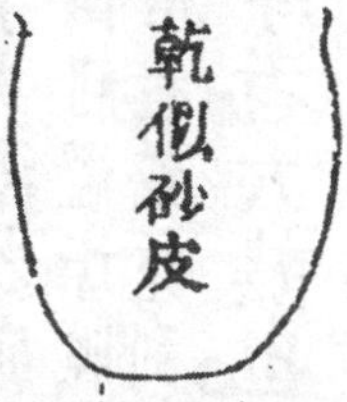

黃舌總論

黃苔舌表裏實熱證有之。表裏虛寒證則無。刮之明淨即爲無病。必須清潔光明。見淡紅潤澤之底。凡言淨者皆仿此。刮之不淨。均是熱證。刮後仍留粗澀垢膩如薄漿糊一層者。或竟刮不脫者。淺黃膩薄者。微熱也。乾澁深黃膩厚者。大熱也。芒刺焦裂老黃。或夾灰黑色者。極熱也。黃苔見於全舌。爲藏府俱熱。見於某經。即某經之熱。表裏證均如此辨。乃不易之理也。治裏證分經辨準。對病用藥。必不差訛。表證風火暑燥。皆有黃舌。惟傷寒邪在太陽少陽時。均無黃苔。待邪傳陽明府。其舌必黃。初淺久深。甚則老黃。或夾變灰黑。其證多大熱大渴。或無汗。或自汗譫語。痞結咽乾。目暗。大小便秘。衄血吐血。蓄血如狂。自利清水不等。以舌脈相較。審證無誤。若邪火裏逼實熱裏結譫語危證其脈往往伏代散亂。奇怪難憑。重病久病亦然更有輕病而脈即伏亂者則當舍脈憑舌。專經急治。斯爲盡善。若泥於火乘土位故有黃苔之說。迂執誤人矣。

純黃微乾

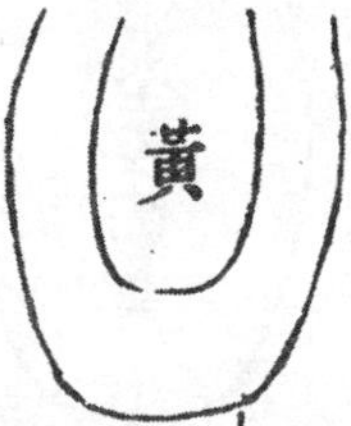

第三十三純黃微乾舌。傷寒傳經至陽明府。寒邪已化火故舌中尤黃。其證多大熱大渴譫語不等。宜白虎湯不次急投。至黃苔漸退乃愈。若辨舌不準。過於遲疑。邪必傳入更深也。如雜病裏證見此舌者。是藏府皆熱。宜三黃承氣酌用。

第三十四黃乾舌。全舌乾黃。藏府均大熱。行病皆屬裏證。無表證

黃乾舌

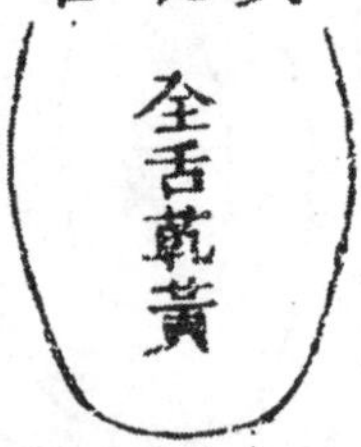

不論傷寒雜證見此舌。即為實熱。宜十全苦寒救補湯見第九舌不次急投。雖大熱喘躁頻瀉亦不慮。以服至黃退色潤為愈。十無一失。舊說云下後脈靜者生。大熱喘躁者死。是未知舍脈憑舌之法。又不敢連用苦寒。何以望生。

第三十五黃苔黑滑舌。其黑滑在中者。均陽明胃裏症。無表症

黃苔黑滑

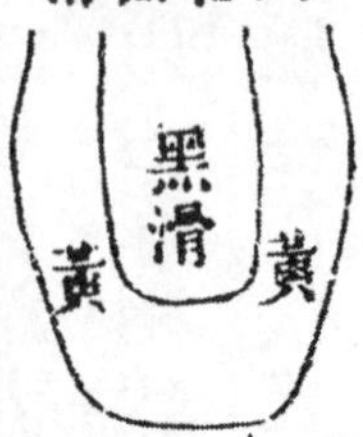

宜白虎湯去粳米加三黃。不次急投。至舌淨而止。如大便閉則加大黃。大便不閉未可急下舊說謂下後身涼脈靜者生。大熱脈躁者死。

含舌執脈。以判生死。實因閱歷未深。欺己欺人耳。

第三十六黃苔黑斑舌。在雜病爲藏府實熱。在傷寒爲邪傳陽明轉入三陰。其證或大熱大渴。譫語狂亂。口燥咽乾。循衣摸牀。身發黃黑斑不等。醫書多云不治。如見此舌。卽用十全苦寒救補湯。倍加生石膏。限定時刻。不次急投。服至黃黑胎漸退則病立愈。舊說治譫語發斑者。用升陽散火湯（人參當歸黃芩柴胡麥冬白朮芍藥陳皮甘草茯苓）誤人多矣。願勿惑於其說。

黃苔黑斑

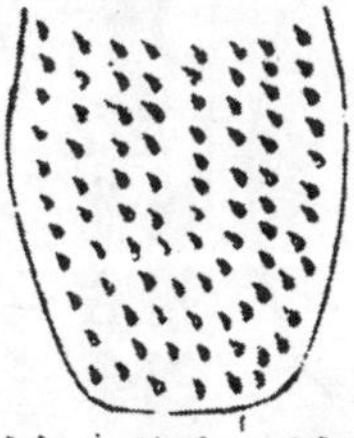

第三十七黃苔中黑通尖舌。乃心肺脾胃腎大小腸均熱極也。皆裏症。無表症。若兩感傷寒見此舌。則邪已入陰矣。

治法與實熱證同。凡昏憒或惡寒或不惡寒。口乾苦。齒燥咽乾。頭面自汗如珠出。至頸而止。大小便秘。下利臭水。六脈怪奇伏

黃苔中黑通尖

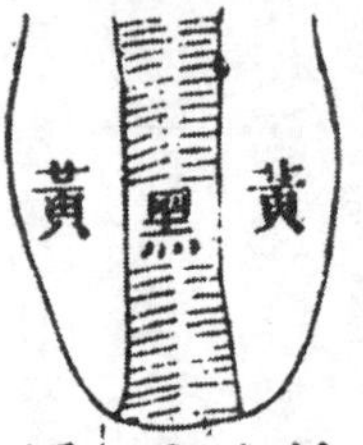

代。各證若見此舌。醫書俱云難治不治。然用十全苦寒救補湯分爲三黃白虎湯大承氣湯白虎湯三劑。分之則力足循環連服。不次急投。約一個時辰內三劑各飲一服如舌中黑漸退則可略疏至黑苔退淨乃愈。此舌多爲危病。能對證用藥。十可救七。舊說用調胃承氣。又不急投。十中恐難救

黃尖舌

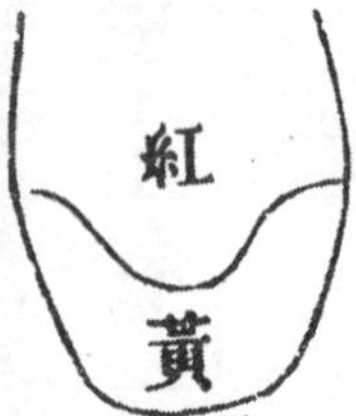

第三十八黃尖舌。邪熱初傳胃府也。宜調胃承氣湯。大黃 芒硝 甘草 如脈浮惡寒。表證未盡。則宜大柴胡湯兩解之。舊說是也。

第三十九黃苔灰根舌。雖比黑根少輕。其實裏熱已急。如脈沉有力而不煩躁直視者。宜大柴胡加減治之。如煩躁直視宜大承氣下之。舊說是也。惟祇舉一端耳。

黃苔灰根

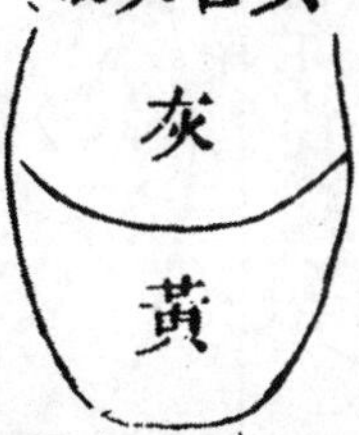

第四十黃尖紅根舌。濕熱乘火位也。瘟熱初病。多有此舌。宜涼膈散連翹大黃芒硝甘草梔子黃芩薄荷竹葉解毒湯黃芩黃蘗黃連山梔等藥消息治之。舊說是也。

黃尖紅根

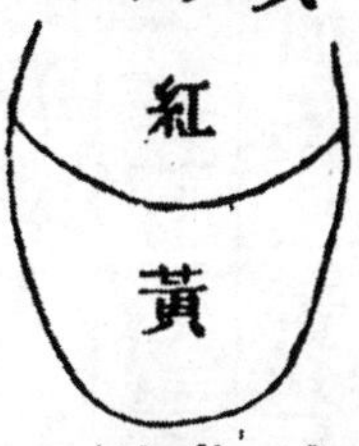

第四十一黃尖黑根舌。黑處多而尖尚黃。是各經皆極熱而心經尚未極也。不論何病。皆屬裏證。即用苦寒救補湯

分單開服。爲一單也以大承氣另不次急投。以服至黑根退淨爲準。病即愈。可保萬全。若畏用苦寒。雖胃氣未竭。亦必轉瞬而絕也。如舊

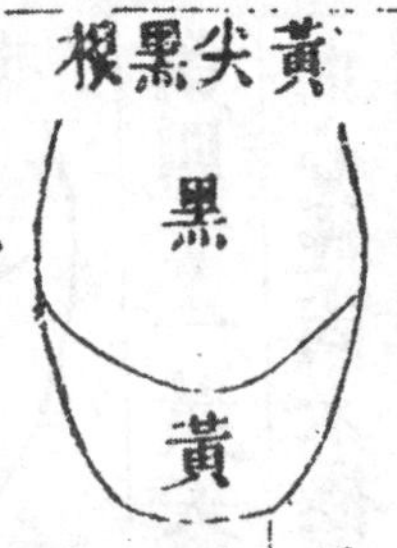

說之迂。甘心坐視。見死不救矣。

第四十二黃苦黑刺舌。藏府極熱也。不論何病。在雜病爲實熱裏結在傷寒爲邪已傳裏。均宜白虎湯及大承氣湯循環間服。至苦刺退淨乃愈。舊說用調胃承氣僅微下之。而不敢連投苦寒。藏府必壞。遂

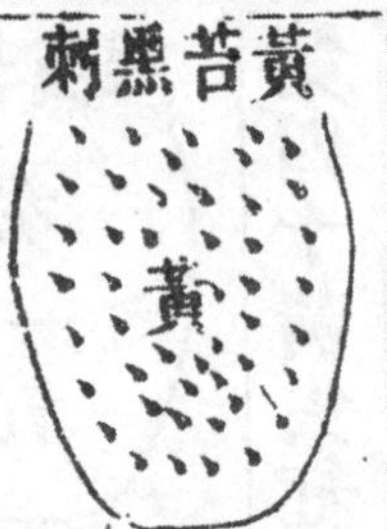

遞亦足誤人。

第四十三黃大脹滿舌。陽明胃經溼熱也。其證爲眼黃身

黃大脹滿

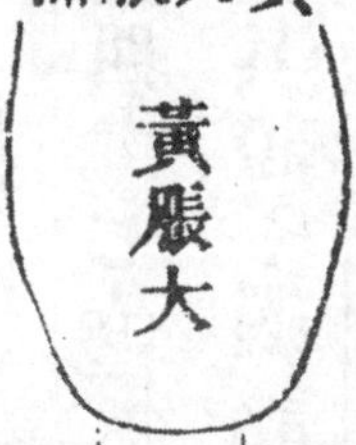

黃便閉煩躁者。宜茵陳蒿湯。茵陳蒿先煎梔子大黃後入若小便不利而發黃者。宜四苓散茯苓豬苓澤瀉白朮加茵陳梔子黃連木通。舊說是也。如無上各證。而發熱煩躁。胸中滿。困倦不安者。宜大承氣。

第四十四黃尖白根舌。傷寒少陽膽經傳陽明府病也。若

黃尖白根

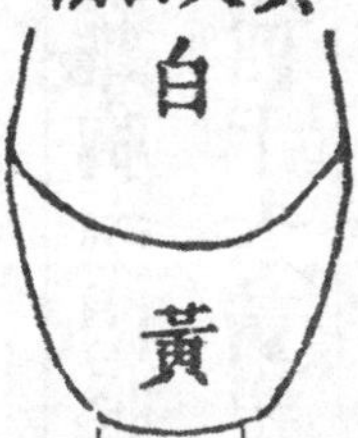

陽明證多者。口苦咽乾腹滿微喘發熱惡寒脈浮緊宜大柴胡湯。見第五舌少陽證多者。頭痛發熱脈弦細宜小柴胡湯。柴胡黃芩人參甘草生薑半夏大棗若胸煩外熱者勿用參如譫語煩躁內熱者。宜調胃承氣湯。舊說是也。

第四十五黃根白尖舌。在傷寒爲表邪少而裏邪多也。宜

益元散滑石六兩甘草一兩爲末加辰砂少許與涼膈散見四十舌合用。如陽明無汗。小便不利。心中懊煩者。必發黃。宜茵陳蒿湯。見前舊說是也。如大

黃根白尖

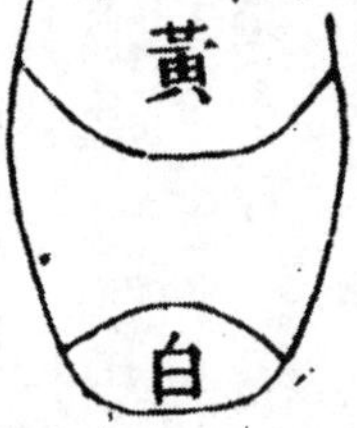

便難。胸中悶。睡時多夢者。裏證實熱也。宜調胃承氣湯。

第四十六黃根灰尖舌如不吐不利。心煩而渴者。胃中有鬱熱也。宜調胃承氣見三十八舌加黃連灰色在尖舌尖屬心故兼清心舊說是也

黃根灰尖

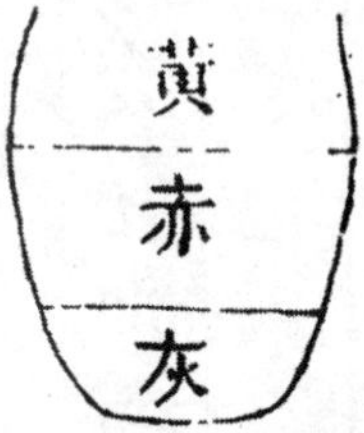

第四十七黃根白尖短縮舌短而硬。不燥不滑。但不能伸出其證多譫語煩亂。乃痰夾宿食占據中宮也。宜大承氣

加生薑半夏治之舊說是也

黃根白尖短縮

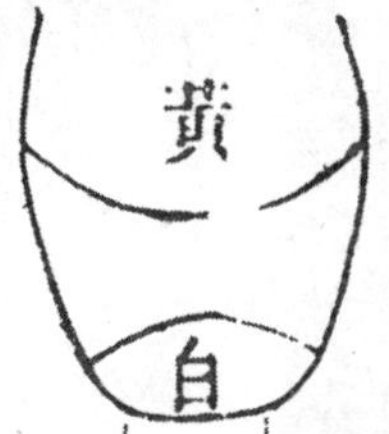

第四十八黃苔舌如傷寒見尖白根黃則表證未罷也宜先解表然後攻裏如大便塞者宜涼膈散

黃苔舌

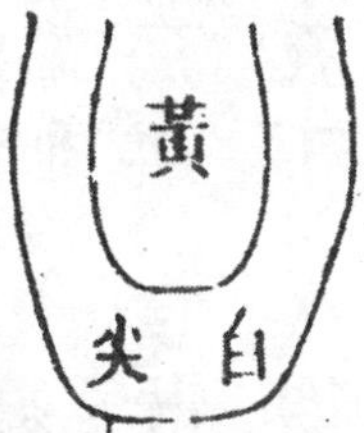

見四十舌

小便澁者宜四苓散益元散合用加木通舊說是也若雜病見此舌色黃結實者均屬實熱裏症宜分經審病用苦寒藥凡黃舌皆爲實症熱症無虛症寒症辨舌者當知之

第四十九初病微黃舌傷寒初病失汗謂當用表散之表時失誤未表也

邪入裏見此舌者每發讝語宜並用雙解散（防風荊芥連翹麻黃薄荷川芎當歸白芍白朮山梔黃芩石膏桔梗甘草滑石）解表兼解裏和血復調氣故曰雙解散本方加大黃芒硝名防風通聖散治表裏俱實熱河間方也解毒湯（見四十舌）汗下兼行舊說是也若邪傳入深及

初病微黃

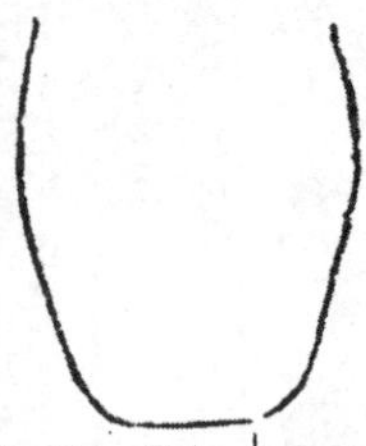

雜病裏證見此舌均為實熱宜白虎三黃等湯

第五十日久微黃舌如傷寒表病未罷者宜小柴胡湯合益元散若微黃而兼膩者宜大柴胡湯下之若身目俱黃者熱溼也宜茵陳湯表裏並除舊說是也如雜病裏症見此舌者均

日久微黃

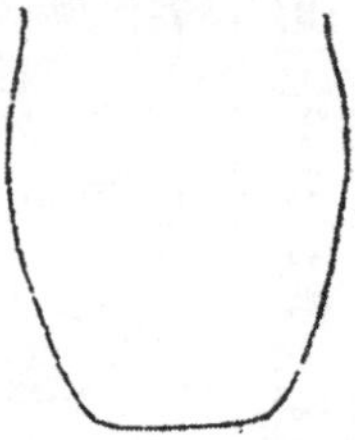

為實熱如黃色一刮極淨者為無病可以勿藥

第五十一白苔變黃舌傷寒表邪失於汗解初傳入陽明寒邪已化火其證多大熱大渴宜竹葉白虎湯（生石膏知母竹葉）從陽明經發汗清解之自愈此邪在半表半裏不可驟下如舊說急下之必致陷胸矣如全舌皆變黃而苔濇則宜大承氣湯以下之望舌者宜留意勿誤

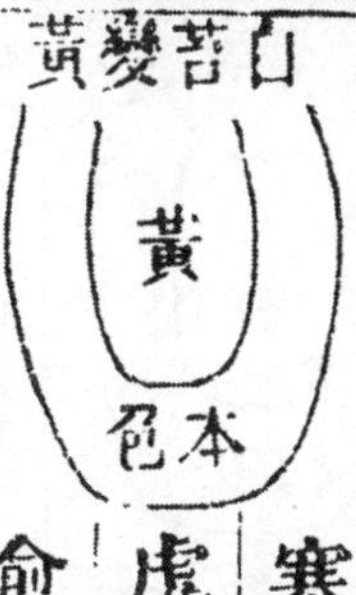

第五十二黃苔白絃舌此舌常有黃在中脾胃熱也白在弦別經無熱或有寒也（白滑無苔爲寒若乾厚或澀則亦熱）爲病尚輕如感熱邪表證宜涼散之若雜病實熱裏證宜清涼脾胃舊說專指煩渴

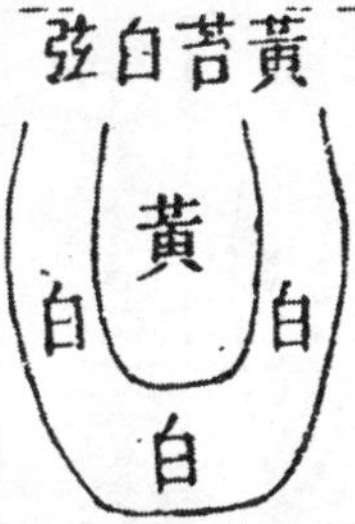

嘔吐表症則迁矣上二條當與第五第十六十七第四十四五第四十八五十四諸條參看

第五十三黃苔黑點舌藏府全熱也不論何病或傷寒傳裏化火或感暑熱邪逼裏或雜病實熱裏症均宜白虎湯去粳米與大承氣湯間服不次急投候黑點退淨方愈若舊說投調胃承氣後即進和解散恐十難救一也與第三十五三十六三十七三十九四十一四十二諸舌互考

黃苔黑點

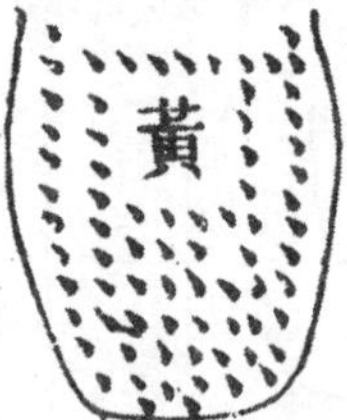

第五十四黃苔尖白舌如表症未去宜先解表後攻裏如大便祕宜涼膈散小便不利宜四苓散加木通車前舊說是也若雜證見舌中黃爲脾胃熱舌根黃爲腎腸俱熱宜白虎湯加

黃苔尖白

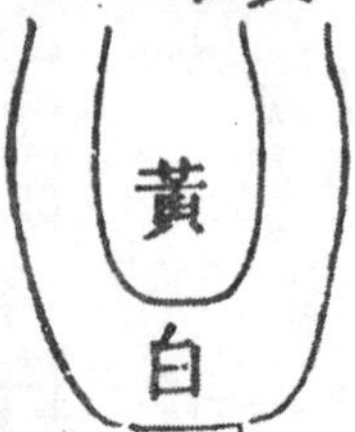

大黃涼瀉之黃苔退淨舌尖之白胎反紅色本治則未亦治也與第四十八五十二兩舌參看

第五十五黃苔生瓣舌苔黃而澀中有花瓣形者熱入胃府邪毒深矣心火煩渴宜大承氣急下之身黃如橘目黃如金者宜茵陳湯如下焦蓄血者宜桃仁抵當湯熱在下焦少腹鞕滿瘀血在裏小便自利屎鞕如狂善忘諸症宜之大黃生地歸尾桃仁穿山甲元明粉桂心蓄水在脇內腫脹者宜十棗湯芫花醋炒甘遂麪煨大戟蒸晒大棗先煮結胸甚者宜大陷胸湯傷寒當表而誤下之膈痛煩躁心下鞕而痛者爲結胸用大黃芒硝甘遂先煮大黃有痞血者宜大黃瀉心湯大黃黃連舊說盡善諸方皆重劑勿妄用須熟於傷寒隨症詳審

黃苔生瓣

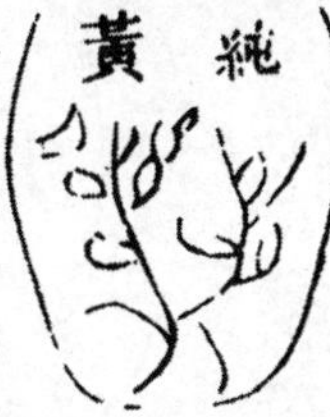

第五十六黃變沉香舌焦燥之狀也若熱甚則全舌將變

黑生芒刺邪毒最深宜三消飲（見三十二舌）加重大黃或以大承氣下之後酌用養營諸湯（見後）舊說是

黃變沉香色

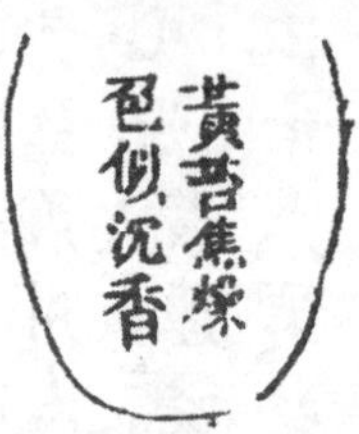

第五十七根中漸黃舌外有白厚苔熱邪傳入膜原也舌根漸黃至中央邪初入胃也如有疫症已傳三陽宜達原飲（見三十一舌）如胸膈滿痛大渴煩躁者伏邪內攻也宜急用三消飲下之如既下後大便燥結又難再攻者宜清燥養營湯（知母花粉當歸白芍陳皮地黃汁甘草燈心）疫爲熱病暴發之後餘邪未盡陰血未復不可遽補致生異症凡陰枯血燥者宜此湯或承氣養營湯（即小承氣加知母當歸白芍生地）治伏邪未盡攻補兩難者如痰壅

根中漸黃

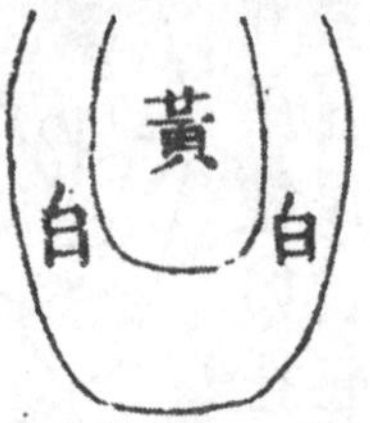

不清胸悶脇脹者宜蔞貝養營湯知母花粉貝母瓜蔞霜橘紅白芍當歸蘇子生薑如痰中帶血加藕節茅根舊說是也與第五十一五十二參看

黑舌總論

凡舌苔見黑色病必不輕寒熱虛實各證皆有之均屬裏證無表證也在傷寒病寒邪傳裏化火則舌苔變黑自舌中黑起延及根尖者多自根尖黑起者少熱甚則芒刺乾焦罅裂其初必由白苔變黃由黃變黑甚至刮之不脫溼之不潤者熱極傷陰也病重脈亂舍脈憑舌宜用苦寒以補陽火之偏急下以救真陰之弊在雜病見黑苔皆因實熱傷裏也亦惟連瀉熾火毋使枯竭若虛寒而舌黑者則必溼滑無苔（多津口不苦脣不燥）無朱點無芒刺無罅裂刮之明淨如水浸豬腰有淡淡瀜瀜之形是藏府極寒之舌也宜用

十全辛温救補湯傳薪集亦有真寒假熱證而見黑舌者其舌必全黑而不分經且必由淡白之時忽然轉黑其初無變黃之一境約略望之似有焦黑芒刺乾裂之狀然刮之必淨溼之必潤環唇皆白而不紅焦寒結在藏也其證亦周身大熱煩躁惡衣被與實熱邪火證相似實則中宮寒極陽氣盡發於外也口大渴喜冷飲水卻不多與實熱諸證略異外假熱而裏極寒也患此假證之人必煩亂昏沈六脈必遲弱無力大便結常欲下而不下宜甘温救補湯甘温除大熱之法也更有陰虚腎水虧而舌黑者頗似寒舌之光亮無苔又似熱舌之焦乾無津詳細審察乃可無誤其病狀必不同

宜參看醫學答問卷二辨陰火內傷篇治宜六味地黃湯加減急投然陰虛內傷之舌大部絳色無苔若腎絕舌黑過尖言歸於命則無治法有煙癮之人常多黑舌看法當比平常病人之黑舌減一二等算又有誤食物而染黑者宜明辨之

第五十八純黃黑苔舌乃實熱已極逼傷真陰也不論何病何脈均裏證無表證病人氣血不舒脈多伏亂難憑確見其舌純黃兼黑苔厚乾澀刮不淨謂底子不清潔光明不顯淡紅潤澤之色也或刮不脫者即用破格三黃白虎湯黃芩黃藥黃連生石膏知母均破格重用也與大承氣湯大黃芒硝厚樸枳實循環間服不次急投服至黑苔退淨則立效若舊說云火極似水藏氣已絕脈必代結一二日中必死是泥於五行拘於

純黃黑苔

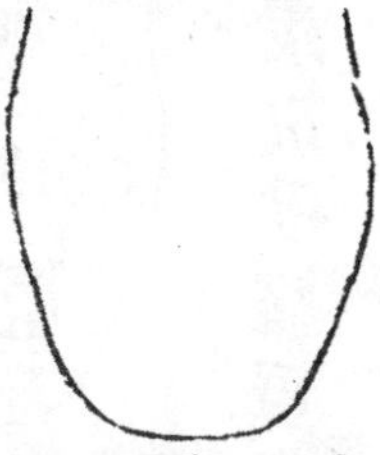

六脈罔知補救誤人多矣

第五十九黑苔瓣底紅舌藏府熱甚灼血銷津也多因實熱人誤服溫補燥藥逼傷陰血故瓣底見淡紅其證口開目閉煩躁譫語狂妄便閉不等勿論脈之伏代怪奇卽用破格三黃白虎加暹羅犀角與大承氣湯循環閒服不次急投累瓣脫淨方愈若舊說僅以承氣下之而不敢重用苦寒急涼血分知其一不知其二救人安能救澈乎

黑苔瓣底紅

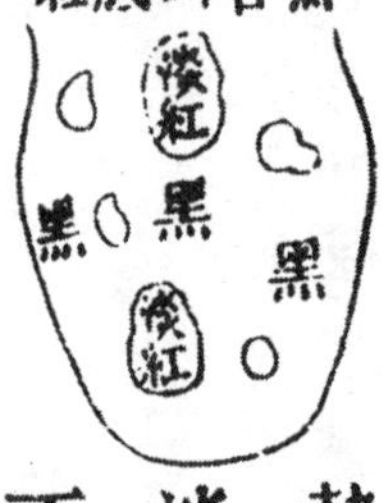

第六十黑苔瓣底黑舌家訓云此乃藏府實熱已極或因六氣之燥火侵淫或因百藥之燥火逼迫燥火與陽火病

黑苔瓣底黑

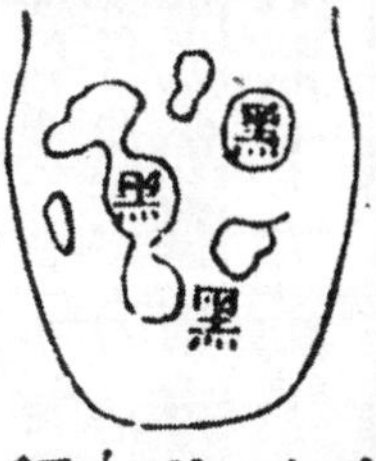

素有實火曰陽火虛火爲陰火交戰於中薰蒸於上而成此舌猶之當暑炎熱土木生菌惟大雨時行卽自銷滅可知舌有黑瓣非大寒涼藥斷難起死回生此證多大熱大渴口開吹氣或絞腸痛絕或頭腦脹痛求死或口噤不言或渾身發臭難聞或猝然仆地不省人事雙目直視不等不論見何怪脈舍脈憑舌看黑瓣尚未敷滿仍可救治急用十全苦寒救補湯生石膏八兩研粉生知母六錢去毛黃蘗四錢黃芩六錢黃連生大黃芒硝各三錢生陳厚樸一錢生枳實錢半犀角尖四錢四倍石膏或分爲三黃白虎湯及大承氣湯用兩鑵煮之不拘時刻不次急投凡言不次者皆不限定劑數須輪流急灌服至黑瓣漸退舌底漸紅則病愈知

此法者雖危不死倘不明利害忌服苦寒或不敢多服必死無疑別無救法也如舊說云見此舌不可用藥雖無惡候脈亦暴絕不治此拘於切脈無知妄斷醫家卸肩之積習耳余於辛卯七月道出清江浦見船戶數人同染瘟病渾身發臭不省人事醫者俱云不治置之岸上徐俟其死余目擊心憫姑往診視皆口開吹氣舌則黑苔黑瓣底其親人向余求救不忍袖手即教以用十全苦寒救補湯生石膏加重四倍循環急灌一日夜連投多劑病人絡續瀉出極臭之紅黑糞次日舌中黑瓣漸退復連服數劑三日皆全愈是時清江疫癘大作未得治法輒數日而死有聞船戶之事者群來求治切其脈皆怪絕難憑望其舌竟皆黑瓣底均以前法告之其信者皆二三日即愈其稍知醫書者不肯多服苦寒仍歸無救余因稍有感觸留住十日以一方活四十九人頗得仙方之譽

第六十一滿黑刺底紅舌全舌黑苔乾燥而生大刺手摸

滿黑刺底紅

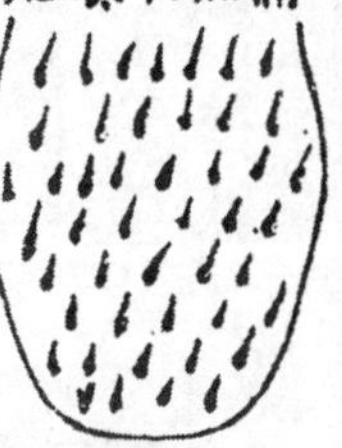

之有聲掘開刺底尚見紅色不論何病皆裏證藏府熱極宜合用破格三黃白虎大承氣不次急投以黑刺退淨為止病必愈萬無一失舊說但知以大陷胸湯下之而不知寒涼急投其黑刺必不退倘能十救一二亦幸事耳

第六十二刺底黑舌刮開芒刺底下舌色俱黑也用六十

刺底黑舌

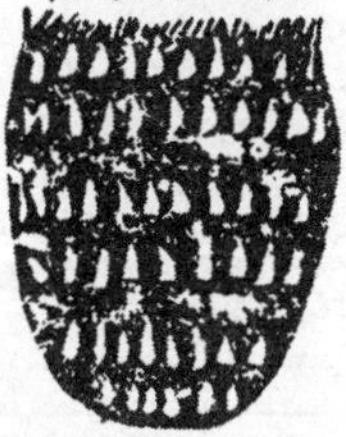

舌苦寒急救之法尚有可醫舊說謂不必辨其何經何脈雖無惡候必死勿治此固醫家搪飾之常法然病家往往見重症安於必死惟謀進獨參湯以盡人事執定勿用苦寒亦足以

釀成時醫之惡苔也

第六十三黑爛自齧舌藏府極熱兼受穢毒也患楊梅瘡者多有之他症罕見宜三黃銀花承氣等劑土茯苓作茶飲治如不效則將如舊說所云黑爛而頻欲齧必爛至根而死也

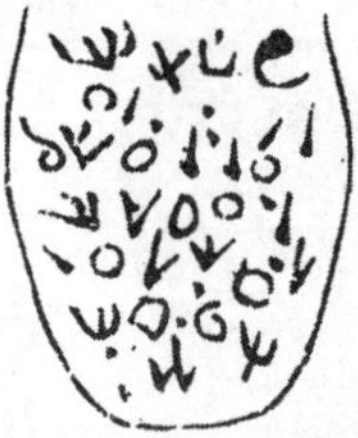

第六十四中黑邊白滑舌舊說謂表裏俱虛寒脈必遲弱證必畏寒附子理中湯溫之人參白朮附子乾薑甘草夏月過食生冷而見此舌者則酌用大順散肉桂杏仁乾薑甘草治虛寒人夏月停冷食嘔吔者冷香散生附片草果仁橘紅甘草炙生薑然此舌必當慎辨若黑色潤澤光滑無苔刮

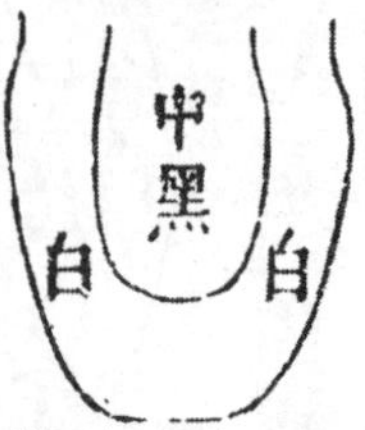

之平淨者是寒也可遵舊說治之若黑苔微厚粗膩雖滑而刮之不淨口苦脣燥外無寒證脈非遲弱者則是實熱宜用清涼脾胃藥寒熱之判勢如冰炭當參看黑苔總論

第六十五紅邊中黑滑舌是脾胃肝膽俱熱而夾有溼邪也若傷寒證見譫語者爲初傳陽明宜白虎湯發汗自愈大渴大熱則倍用之舊說謂冷食結滯虛人用黃龍湯即大承氣加甘草黨參當歸薑棗桔梗邪熱傳裏譫語發渴身熱心下痞痛下利皆清水此名結熱利症非內寒而利也宜此湯衰老者去芒硝壯實人用備急丸巴豆一錢去淨油生薑三錢大黃三錢共爲末作丸如豆大治熱邪暴死夏月中暍者用人參白虎湯三法雖不甚謬然難見效

紅邊中黑滑

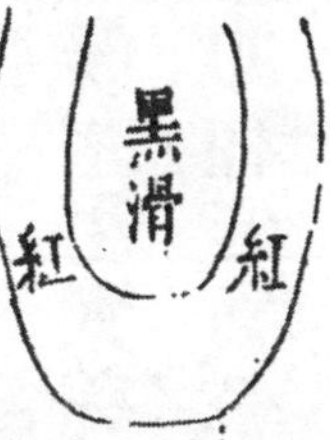

第六十六通尖黑乾邊白舌是藏府實熱感觸火燥薰蒸逕氣故邊白也其證多大熱大渴譫語煩燥便閉咽乾不等宜白虎湯大承氣湯合用連服以黑退為度如舊說指為陰陽兩

通尖黑乾邊白

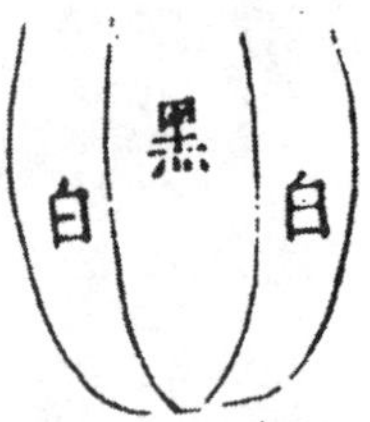

感傷寒用大羌活湯（羌活防風獨活細辛防己黃芩黃連蒼朮白朮甘草知母川芎生地黃）及沖和靈寳飲（即大羌活湯去獨活防己黃連茯白朮知母加柴胡白芷葛根石膏）誤人多矣蓋拘定白黑判陰陽而不知黑舌均裏症無表症況既乾而通尖裏急已極尚可雜投驅風之燥藥乎

第六十七黑邊暈內微紅舌邪熱入於心胞之候宜涼膈散（見四十舌）合大承氣湯下之舊說是也

凡黑舌偶有寒者紅舌則無寒證故黑暈間紅可斷為熱

黑邊暈內微紅

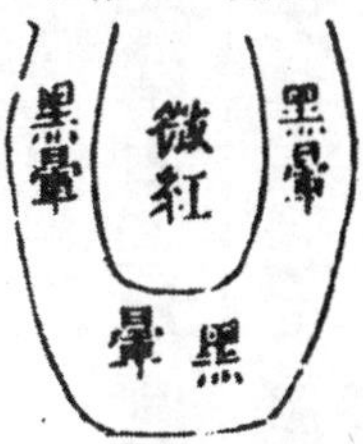

第六十八中心黑厚舌黑苔燥厚脾胃極熱也宜破格三黃白虎大承氣湯相間連服至黑淨乃愈如舊說用生脈散黨參麥冬北五味合黃連解毒湯黃連黃芩黃蘗梔子仁雖無大誤然病難愈也

中心黑厚

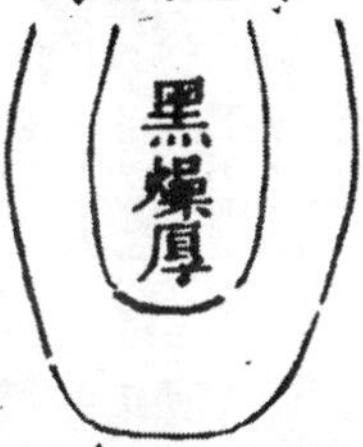

第六十九中黑無苔乾燥舌此舌宜詳辨如中黑無苔而舌底乾燥有小點紋可見者乃胃經實熱並無六氣侵擾也宜破格

中黑無苔枯燥

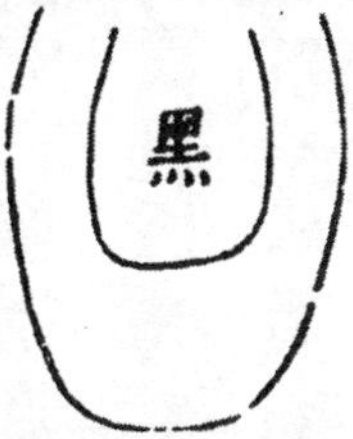

白虎三黃治之如中黑無苔而舌底溼嫩光滑無點紋者乃胃經虛寒（舌中屬胃）亦非六氣所擾也宜附子理中湯（見六十四舌）加肉桂黃耆治之舊說不辨寒熱專用生脈散合附子理中誤人不少

黑中無苔枯瘦

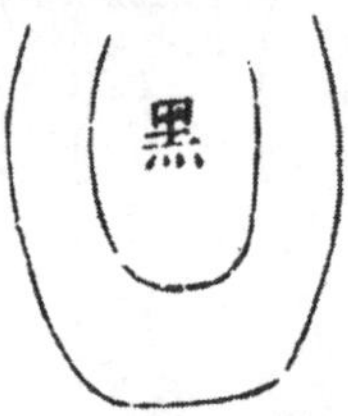

第七十黑中無苔枯瘦舌傷寒八九日過汗津枯血燥舌無苔而黑瘦大便閉腹中卻不硬滿神昏不寐或時呢喃歎息者宜炙甘草湯（炙甘草桂枝人參生地寸冬麻仁生薑大棗）舊說是也若雜病裏證見此舌者乃脾胃素熱而又誤服溫補辛燥藥傷其真陰也宜大承氣湯下之辨舌宜留意

第七十一黑乾短舌舊說謂厥陰熱極或食填中脘腫脹所致急用大劑大承氣下之所論甚是叉云十中可救一二服後糞黃熱退則生否則死者此識見未透僅知試用承氣而不敢多投若能連服十中必能救八九

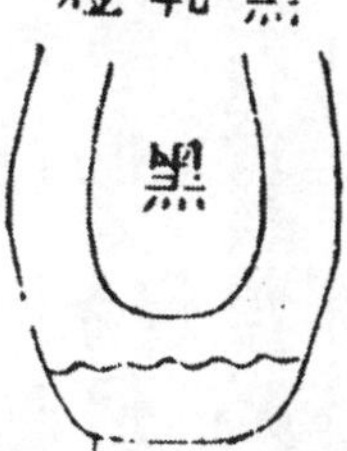

第七十二中焙舌其色純紅內有黑形如小舌者乃邪熱結於裏君火熾盛宜涼膈散見四十舌大柴胡湯見第五舌舊說是也

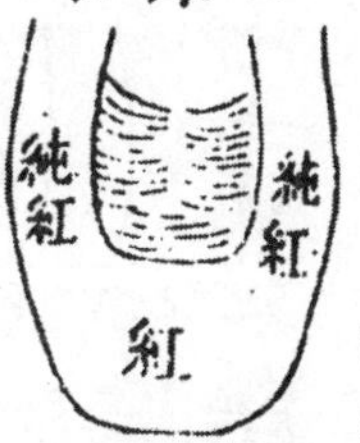

第七十三裏黑舌外見紅色內有乾硬黑色似小長舌其

上有刺者熱毒盛熾堅結大腸急用調胃承氣湯下之舊説不謬然不如用白虎湯大承氣相間連服必愈

裏黑舌

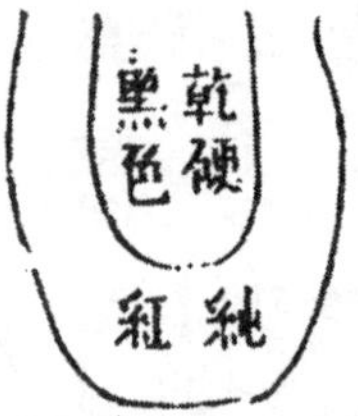

第七十四滿黑舌凡舌色全黑本爲陰絕當即死而有遲延未死者非藏府極熱即爲極寒倘留一線生機苟能辨準補偏救弊卻可不死如全黑無苔而底紋粗澀乾焦刮之不淨者

滿黑舌

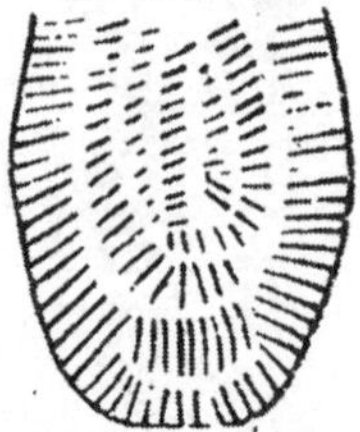

極熱也不論何證何脈皆宜十全苦寒救補湯（見第九舌）數倍生石膏急投必愈如全黑無苔而底紋嫩滑溼潤如浸水腰子淡淡瀜瀜洗之不改色者極寒也不論何證何脈宜

十全辛温救補湯見第十舌重加薑桂急投可愈舊說謂水尅火百無一生則迂矣參看總論

第七十五弦白黑心舌在傷寒爲邪入陽明化火已久熱逼太陰少陰也宜破格白虎湯及大承氣湯輪服不次急投黑心退淨則愈在雜病爲實熱症如吐血者宜三黃白虎加犀角

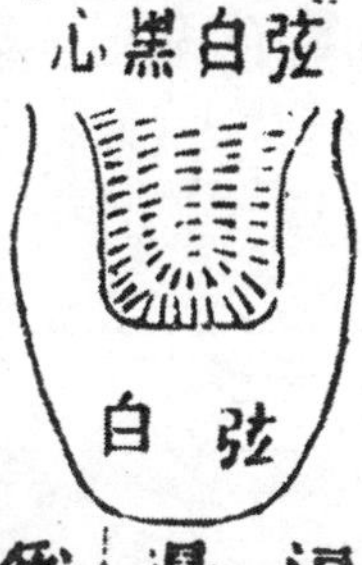

大便閉者宜大承氣大熱大渴者宜白虎湯勿用甘草若拘於弦白爲寒而不用苦寒藥則無救法舊說兼用五苓散謬也若舌底光滑濕潤刮之明淨無點鑄焦紋者則爲寒宜與上條參看

第七十六弦紅中微黑舌外淡紅中淡黑者如惡風則表

證未罷用雙解湯見四十九舌解毒湯四十舌各半以微汗之汗罷即下之舊說是也如結胸煩燥目直視者宜大陷胸湯見五十五舌及大承氣間服舊說云不治者非也

弦紅中微黑

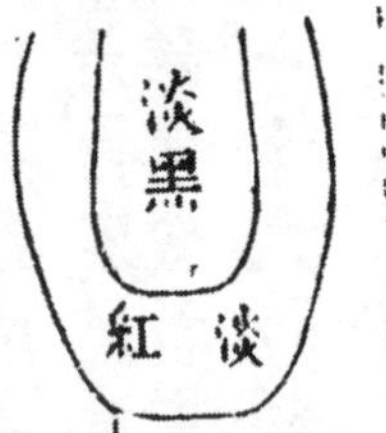

第七十七灰色黑紋舌舊說謂脈實者急用大承氣下之若脈浮渴飲水者涼膈散解之十人可救一二依此法不過如斯而已實則見此舌不論何證何脈用十全苦寒救補湯不次急投服至黑灰退淨則立愈非臨證多者不知其妙也

灰色黑紋

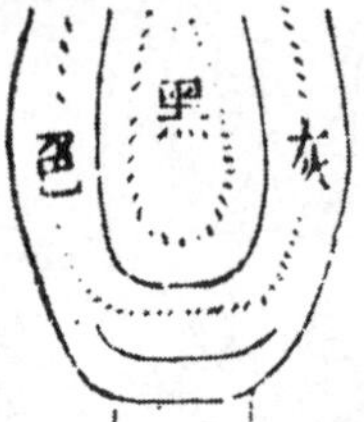

第七十八根黑尖黃舌乃藏府實熱之最顯者不論何證

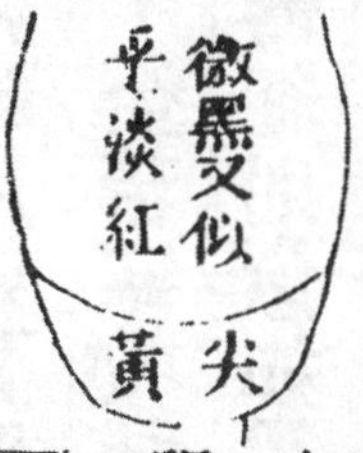

何脈宜十全苦寒救補湯（見第九舌）不次急投服至黃黑退淨則立愈萬無一失若見識不到畏苦寒藥如猛虎遲疑失機或偶爾嘗試舌色不退病仍不愈反謂余言之謬不知大熱內熾必須苦寒必須多服連服否則自誤耳舊說養陰退陽微汗微下諸術皆緩不濟急矣

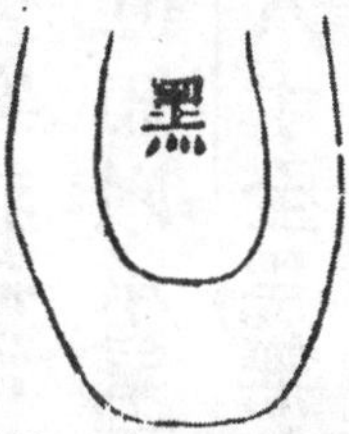

第七十九中心黑苦舌若刮之即淨滋潤多津者真寒假熱也（或間有之）治宜十全辛溫救補湯不次急投至舌色不黑則病愈若刮之不淨乾焦膩厚者脾胃熱極也不論何病何脈宜破

格苦寒救補湯倍加石膏不次急投服至黑淨則立愈舊說但知以承氣下之而不兼涼脾胃勢難全愈也

第八十全黑無苔舌如無點無罅溼滑多水如水浸腰子淡淡灘灘者極虛寒也宜十全辛溫救補湯（見第十舌）如無點無罅乾燥少津光亮似錢者即腎舌之變陰虛腎水涸也妊娠者亦有之宜十全甘寒救補湯（生地麥冬天冬萎蕤元參沙參淮山藥牡丹皮澤瀉地骨皮）加減酌用如有點有罅乾燥無津澀指如銼者極實熱也宜十全苦寒救補湯（見第九舌）數倍生石膏不次急投服至黑色轉紅則愈如黑色暗淡無苔無點無罅非溼非乾似亮

全黑無苔

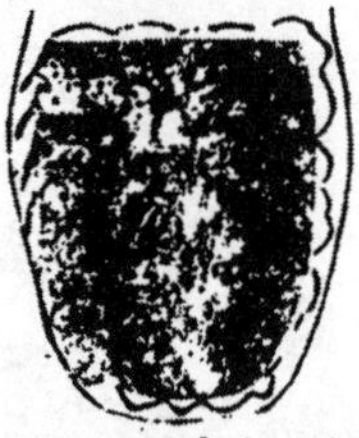

不亮者陽虛氣血虧也久病見之不吉宜十全甘温救補湯見第七舌凡見此舌皆危證也均裏證無表證寒熱虛實務當詳辨稍有不明便易取禍舊說糊塗余不復述以上三舌與七十四舌參看

舌鑑辨正卷二

茂名梁玉瑜傳　　秀水陶保廉錄

灰色舌總論

灰色不列五色乃色之不正也舌見灰色病概非輕均裏證無表證有實熱證無虛寒證有邪熱傳裏證有時疫流行證鬱積停胸證蓄血如狂證其證不一而治法不外寒涼攻下（寒涼以救真陰攻下以除穢毒在當用之時不得訾為戕伐焉）舌鑑舊載總論謂熱傳三陰則有灰黑乾苔皆當攻下泄熱是也又謂直中

三陰見灰黑無苔者當溫經散寒此說甚謬蓋灰黑與淡黑色頗相似惟灰則黑中帶紫淡則黑中帶白之殊耳若寒邪直中三陰者其舌淡黑無苔宜溫經散寒如熱邪直中三陰者其舌灰黑無苔宜三黃白虎大承氣並用連投失出失入其害非輕願望舌者小心謹慎焉

第八十一純灰舌全舌無苔而少津者乃火邪直中三陰

純灰舌

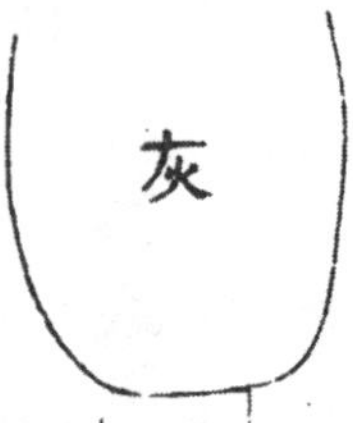

證也或煩渴或二便閉或昏迷不省人事脈則散亂沈細伏代不等舍脈憑舌均屬裏證（凡灰舌無表證）治宜三黃白虎大承氣並用急速連投服至灰色轉黃轉紅為止病則立愈舊說誤指

為寒用附子理中湯見六十四舌四逆湯生附子甘草乾薑安得不致漸漸灰縮乾黑而死乎

第八十二灰中舌傷寒症熱邪傳入厥陰舌中央灰色而

灰中舌

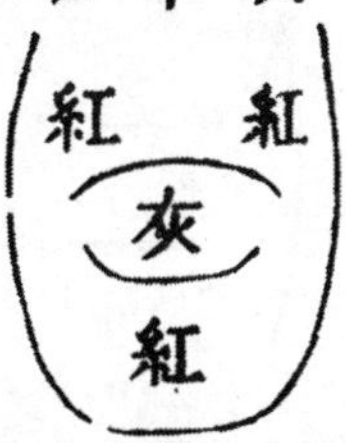

消渴氣上衝心飢不欲食食則吐蚘者宜烏梅丸烏梅細辛乾薑當歸黃連附子川椒桂枝人參黃蘗此丸又治寒痢舊說是也若雜病見此舌為實熱裏症則宜大承氣與白虎湯合用

灰黑苔乾紋裂

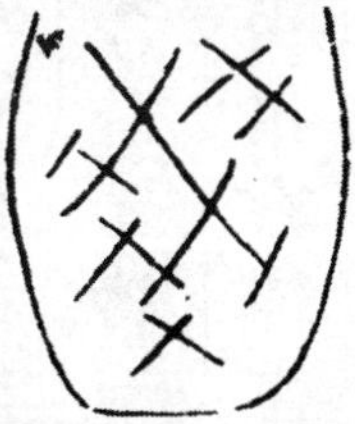

第八十三灰黑苔乾紋裂舌此藏府熱極又因誤食熱物或誤服溫補辛燥藥灼傷真陰所致凡裂紋者多因誤食溫燥物之故治宜破格十

全苦寒救補湯（見第九舌）不次急投服至灰黑色退紋裂自平則立愈如舊說僅用涼膈散調胃承氣下之熱不退則不敢再用寒涼遂歸於不治姑息貽禍也

第八十四灰根黃尖中赤舌腸胃燥熱也如大渴譫語或

灰根黃尖中赤

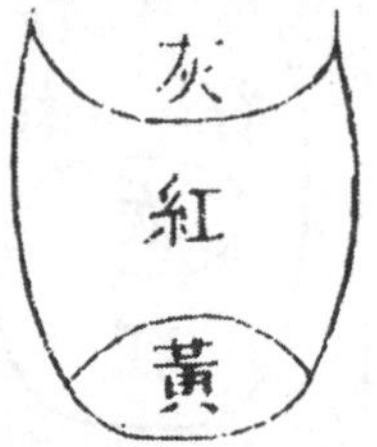

五六日不大便者以大承氣急下之如瘟疫證熱證惡寒脈浮者酌用涼膈散（第四十舌）雙解散（見四十九舌）舊說是也

灰色重暈

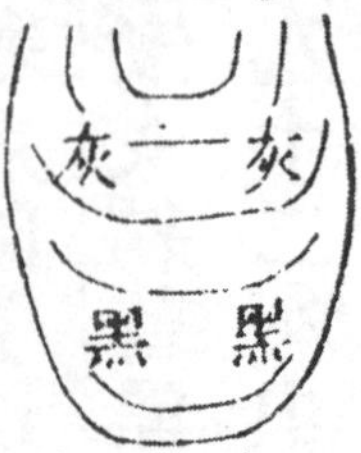

第八十五灰色重暈舌此瘟病熱毒傳徧三陰也熱毒傳內一次舌增灰暈一層最危之證急用涼膈散或雙解散（見上）黃連解

毒湯大承氣湯下之一暈尚輕二暈爲重三暈必死亦有横紋二三層者與此不殊舊說如此尚合理惟熱毒傳裏已深涼膈雙解二方嫌有表藥不宜解毒湯太輕大承氣僅能利下而未能透涼藏府不如用十全苦寒救補湯四倍加生石膏不次急投服至灰暈退淨爲止雖見二三重暈均能救活

第八十六灰黑乾刺舌傷寒邪傳少陰口燥咽乾證偶見

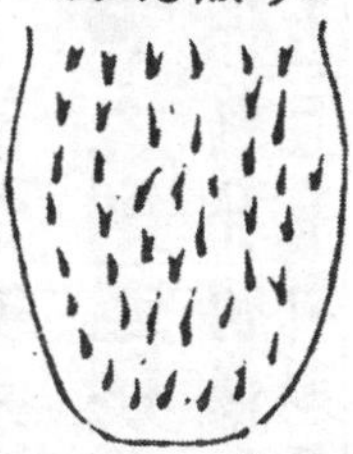

灰黑乾刺

此舌宜大承氣下之或藏府實熱已極大熱大渴胸中煩躁內痛脹滿飲食不進一食即吐常作乾嘔等證宜十全苦寒救補

湯不次急投服至灰黑色淨則立愈舊說必待其轉失氣乃下之則遲疑誤人矣傷寒論陽明篇少與小承氣湯腹中轉失氣者有燥屎也乃可攻之彼係熱邪初傳陽明故用探試之法今見灰黑舌且有乾刺是熱邪已結陰分無可疑矣

灰黑尖

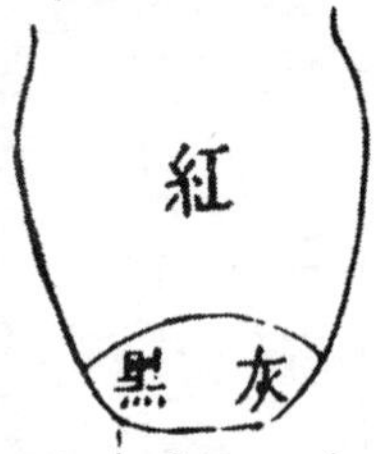

第八十七灰黑尖舌傷寒已經汗解而見舌尖灰黑有宿食未消或又傷飲食熱邪復盛之故也以調胃承氣下之舊說是也若雜病裏熱見此舌宜大承氣湯重加黃連

灰黑尖乾刺

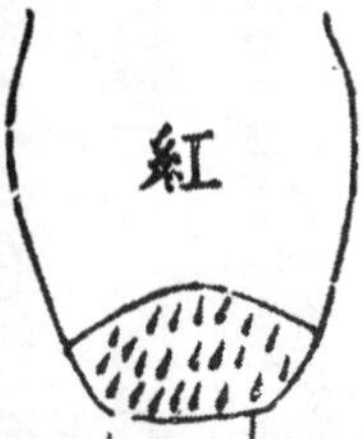

第八十八灰黑尖乾刺舌舌尖灰黑有刺而乾是得病後猶如常飲食之故雖證見耳聾脇痛發熱口苦非少陽病勿用小柴

胡宜大柴胡湯見第五舌或調胃承氣加消導藥舊說是也

第八十九灰中墨滑舌淡淡灰色中間有滑苔四五點如墨汁此熱邪傳裏而腹有積食未化宜大柴胡湯舊說是也

灰中墨滑

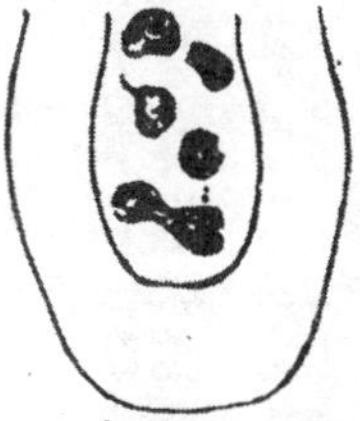

第九十灰黑根黃舌如苔厚乾燥刮之不淨者乃熱入厥陰藏府實熱而脾胃之火尤熾也其證多爲胃有積滯二便閉發單燒熱大渴消水自汗不止出至頸而以下不出者諸病急宜十全苦寒救補湯以收汗服至二便利則熱渴自汗必

灰黑根黃

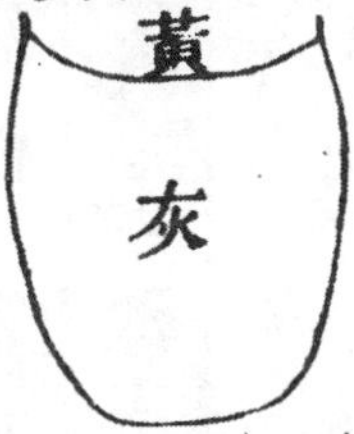

止待舌色明淨則全愈舊說謂傷寒六七日不利便發熱而渴汗出不止者正氣脫必死其說未盡然也

第九十一　淡灰中紫舌瘟疫中臟者居多傷寒邪傳手少陰熱逼心經者亦有之其證多卒然倒地不省人事或狂妄昏迷或疾呼大叫或自齧舌尖或拍胸嗟恨不等治宜三黃瀉心湯（大黃　黃連　黃芩）加黃蘗連翹木通生甘草不次急投服至舌色漸淨則必愈若稍涉遲疑淡灰轉黑淡紫轉藍邪毒攻心已甚而傷腐脾胃則不治矣舊說云自齧舌尖少陰厥氣逆上非藥可治者蓋誤於遲疑耳

淡灰中紫

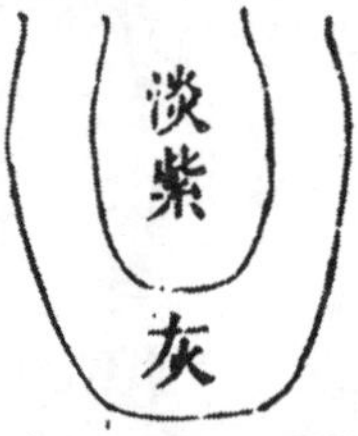

第九十二灰色黑暈舌乃熱毒中藏府火氣交攻故全舌灰色兼起黑暈時疫熱毒中脾胃逼及於腎多見此舌傷寒救治失宜邪陷厥陰亦有此舌不論何證何脈將十全苦寒救補

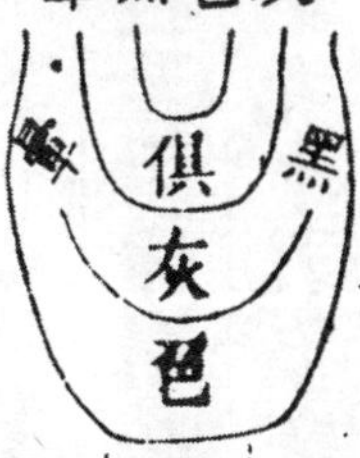

湯分爲二劑先服大承氣後服三黃白虎等藥循環急投至黑暈灰色漸退則愈舊說知急下之而用酒泡大黃則誤矣凡治實熱及疫症宜生大黃專瀉陽分之火治陰虛證宜酒浸九蒸熟大黃治傷寒證宜酒洗大黃以一洗爲度若泡製太過失其生氣凝而不走潤而不涼投之實熱人必將陽分之病引入陰分更難治也

第九十三灰黑弦紅舌乃脾胃實火鬱結不得流通也傷寒化火傳入陽明而逼太陰者亦有之不論何證何脈宜

大承氣湯不次急投服至灰黑色退淨則必愈舊說云三四次下之方退若五六次下之不退不治者此未澈底明白之談也

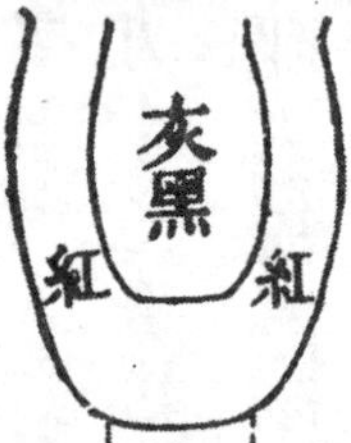

灰黑弦紅

第九十四心灰弦黃舌乃藏府本熱毒疫復中脾胃也宜三黃大承氣急下之則愈或傷寒證誤服補中藥燥傷脾胃者宜大柴胡湯下之如下見黑糞急以破格苦寒救補湯不次速投至舌淨則必愈舊說云不治者誤也

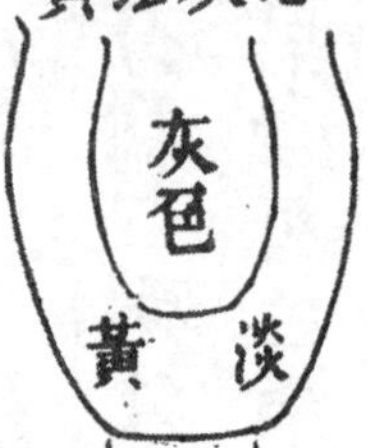

心灰弦黃

第九十五微灰生刺舌疫邪中脾胃居多或實熱人誤服溫補辛燥藥所致不論老少何證何脉見此舌即宜十全

微灰生刺

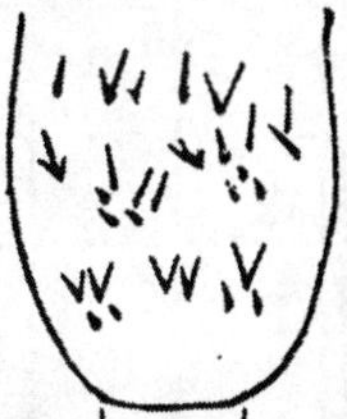

苦寒救補湯分二劑先大承氣後三黃白虎等不次急投至舌淨乃愈舊說用三消飲見三十二舌則兼有表藥羌葛柴胡也舌色如此皆裏證斷不可表溫藥檳榔草果薑棗也此時切忌溫老人用生脈散人參麥冬五味甘補酸濇必斂住熱邪矣皆謬誤

第九十六裂紋舌血液灼枯也內熱失治邪火毒熾者有之宜大承氣急下以救真陰則裂紋自平

裂紋

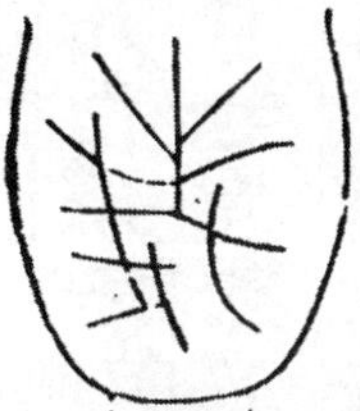

舊說是也

第九十七短硬或卷舌凡舌短由於生就者乃初生時將含口之血吞下之故無關壽夭若因病縮短不能伸出者危證也傷寒邪

陷三陰及實熱證火逼三陰皆能短舌不論何脈當辨其苔色如確是內熱則宜大承氣急下以救真陰若少陰自絕症則不治凡舌硬者即強舌木舌重舌膧舌大舌之類藏府俱熱而心經尤熱也宜十全苦寒救補湯加黃連連翹各二錢不次急服凡舌卷者傷寒邪入厥陰舌卷囊縮目睛直視乃藏府極熱而肝血涸也宜十全苦寒救補湯加羚羊角三錢不次急投則愈舊說未盡善

短硬或卷

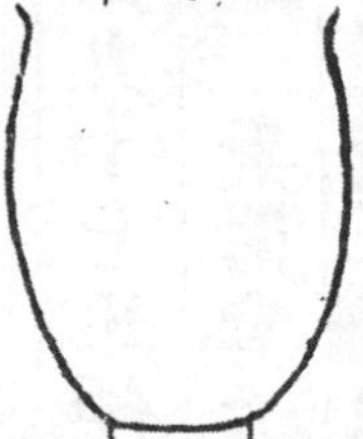

紅舌總論

全舌淡紅不淺不深者平人也有所偏則爲病表裏虛實熱證皆有紅舌惟寒證則無之如全舌無苔色淺紅者氣血虛也色深紅者氣血熱也色赤紅者藏府俱熱也色紫紅瘀紅者藏府熱極也中時疫者有之誤服温補者有之色鮮紅無苔無點無津（津舌底出）無液（液舌面浮）者陰虛火炎也（有苔可作熱論虛極不能生苔）色灼紅無苔無點而膠乾者陰虛水涸也色絳紅無苔無點光亮如錢或半舌薄小而有直紋或有泛漲而似膠非膠或無津液而咽乾帶澀不等紅光不活絳色難名（如豬腰將腐難以言狀）水涸火炎陰虛已極也瘦人多火偏

於實熱醫者拘於外貌輒指爲虛誤服溫補灼傷真陰或誤服滋補名爲滋陰降火實則膩濇酸斂膠粘實熱引入陰分漸耗真陰亦成絳舌而爲陰虛難療矣其初必有黃苔醫者不知久之內傷已甚不能顯苔而變絳色矣凡陰虛火旺之病自生者極少多由醫家誤用補藥逼成也不論病狀如何見絳舌則不吉舌鑑舊載總論引仲景云冬傷於寒至春變爲溫病至夏變爲熱病故舌紅面赤此專指瘟疫與傷寒也而紅舌各病實非瘟疫傷寒所可賅括勿泥古以致誤

純紅

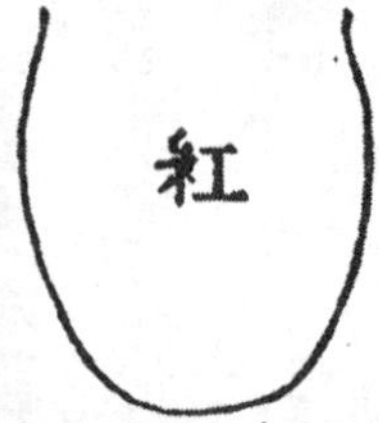

第九十八純紅舌非純而不雜即瘀紅之色也藏府極熱者中時疫者誤服溫補者皆有之宜三黃白虎加連翹或大小承氣

等藥酌用（但求病愈不必拘合古方）此舌亦有表證者則兩臉周身必發熱頭暈目眩作熱作寒脈浮數邪熱在太陽也宜薄荷荆芥竹葉葛根生甘草涼散表邪不可遽用寒涼攻下舊說專指表症用人參敗毒散（人參羌活獨活柴胡前胡桔梗川芎枳殼茯苓甘草）余恪守家訓不敢妄用人參（喻嘉言謂用參數分入表藥中助元氣以爲驅邪之主余謂今昔物性不同今日之參只能升提溫補投之實熱人徒補邪氣耳）柴胡升燥少陽經羌活獨活通燥諸經必風邪深入方可用（若熱邪在太陽用之適引邪入他經）

第九十九紅中淡黑舌藏府實熱也不論何病何脈皆裏證（無表證）傷寒傳裏大發燒熱結胸煩躁二便秘雙目直視或疫毒中

紅中淡黑

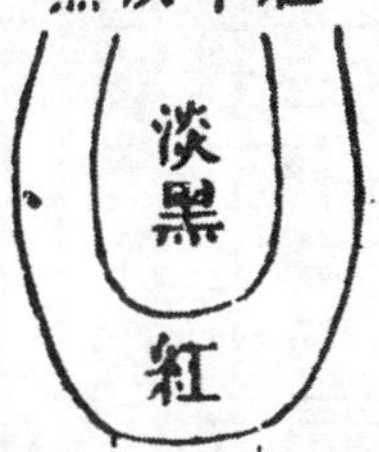

三陰均有此舌宜十全苦寒救補湯不次急投舌淨必愈舊說先汗後下又以結胸爲不治殊未當也與六十五六十八七十二七十三七十六九十三諸條參看

第一百紅中焦黑舌藏府俱熱而脾胃尤熱也誤服溫補及中時疫者有之不論何脈皆屬裏證宜十全苦寒救補湯倍加生石膏不次急投勿稍遲疑以服至焦黑退淨爲準則必愈舊說近是尚嫌姑息

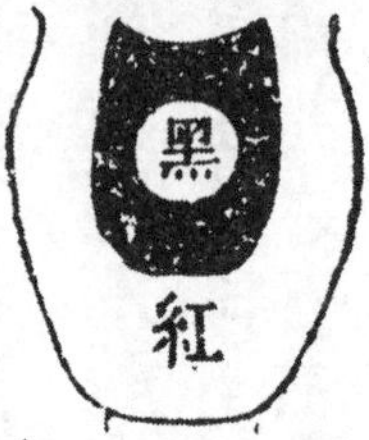

第一百零一紅內黑尖舌藏府皆熱而心經尤熱也傷寒邪火逼手少陰瘟熱直中手少陰誤服補心藥熱傷心血

紅內黑尖

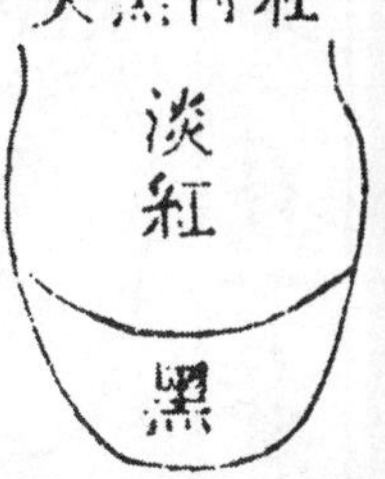

者皆有之宜大承氣湯加黃連三錢連翹黃芩黃蘗各二錢服至黑尖退淨則愈舊說謂足少陰瘟熱乘手太陰用竹葉石膏未當

第一百零二紅斷紋裂舌如舌色赤紅厚苔膩而裂紋者

紅斷紋裂

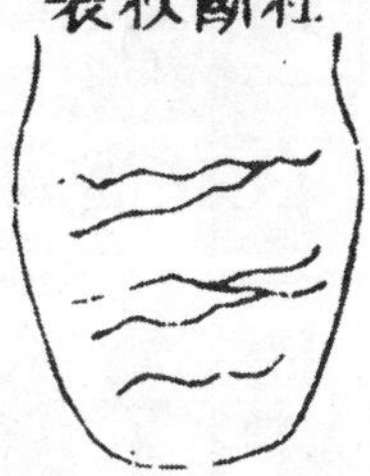

藏府實熱也宜十全苦寒救補湯倍加犀角如灼紅色（即此釋色略解）無苔無點而紋裂者陰虛火炎也舊說用黃連解毒湯加麥冬、可也（陽火陽藥陰火陰藥誤投必敗）

第一百零三紅色紫瘡舌瘡在心肺經位者乃時疫毒由心肺或楊梅毒注心肺皆有之宜十全苦寒救補湯倍加

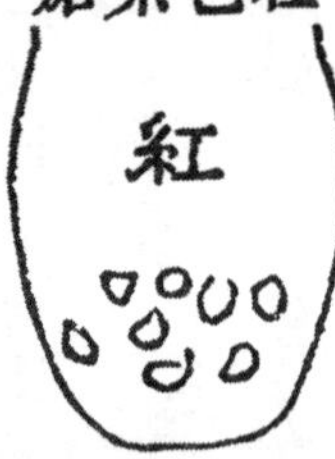

生石膏黃連不次急投至瘡平則愈舊說謂瘟疫煩渴或欬用解毒湯（見四十舌）並益元散加黑參薄荷（此時非大承氣不能驅毒非白虎不能救陰解毒益元輕不濟事黑參爲陰分涼藥病在陽火而反瀉陰火則無益有損薄荷亦不對證）尺脈無則死（病重脈亂當舍脈憑舌）皆不明治法之論也

第一百零四中紅根微黃舌傷寒邪傳陽明胃府宜白虎湯若頭汗身涼小便難者宜茵陳蒿湯加梔子香豉舊說是也若無病人見此舌爲藏府微熱可以勿藥（倘有病發勿投溫補）

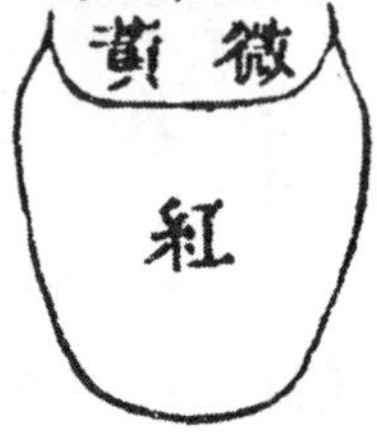

第一百零五紅中微黃滑舌傷寒病五七日舌中見黃苔

則爲陽明證如脈沉實譫語雖苔滑亦宜大柴胡湯若乾燥者內邪熱盛也急以大承氣下之舊說是也如無病人有此舌是

紅中微黃滑

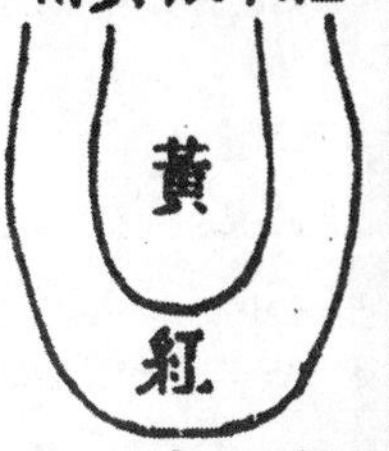

藏府本熱而飲食復留溼熱也行動即消化可勿用藥

第一百零六紅長脹出口外舌熱毒乘心也內服三黃瀉心湯（大黃黃連黃芩）外用銀針砭去惡血（從舌之脾經輕針以出毒若誤中筋絡來血不止亦足誤人）以龍腦香（即上冰片也）人中黃摻之即愈舊說是也如不針則令

紅長脹出口外

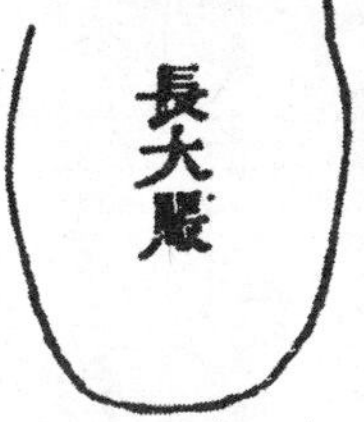

用大承氣三黃瀉心湯不次急投必大瀉頻瀉乃愈

第一百零七紅餂舌天行燥火時疫症有之全舌必紫而

兼瘀藏府爲疫毒內攻逼迫心經所以舌

紅餂

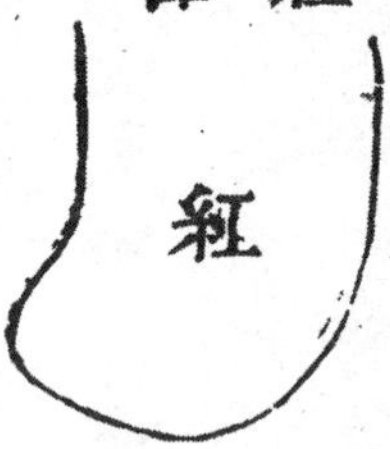

長出口外時弄不止或餂上下唇左右口角或餂至鼻尖不等宜十全苦寒救補湯倍加川連生石膏不次急投至舌收回乃愈知治法者可以十全否則十無一生舊說用解毒湯加生地必不效也

第一百零八紅痿舌痿者輭而不能動也淡紅痿者宜補

紅痿

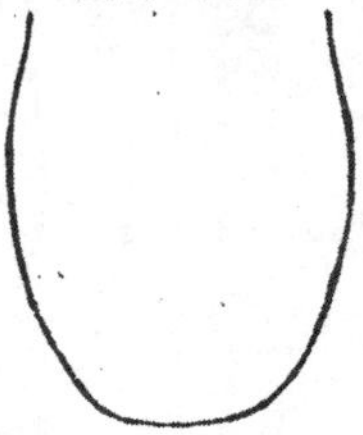

氣血深紅痿者宜涼氣血赤紅痿者宜清涼藏府紫紅痿者宜寒涼藏府并攻瀉之鮮紅灼紅痿者宜滋陰降火惟絳紅痿者陰虧已極無藥可治舊說祗云紅痿而不分類謬甚

第一百零九紅硬舌藏府實熱已極又爲燥火侵淫誤服温藥則舌根强硬不能言語或時疫直中三陰者亦有之均裏症實熱症無表症虛寒症宜十全苦寒救補湯不次急服必愈舊說未當

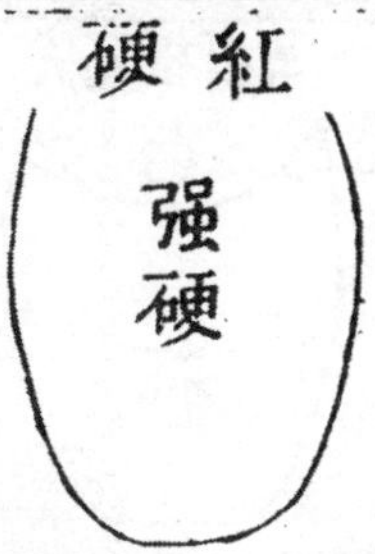

第一百一十紅尖出血舌乃手少陰心經邪熱壅盛所致宜三黃瀉心湯加黃蘗連翹生地各三錢真犀角尖六錢不次急服則愈舊說論證尚合而用藥嫌雜舊用加減犀角地黃湯内有當歸赤芍桔便丹皮等皆於邪旺時不宜

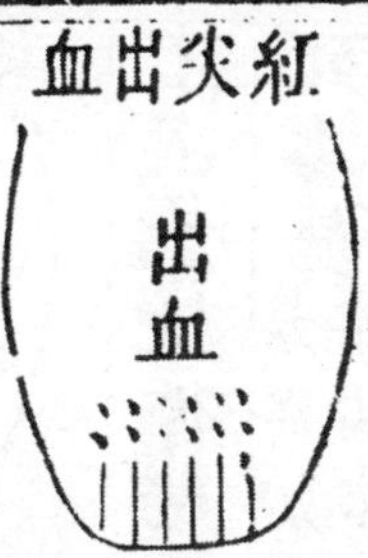

第一百十一紅中雙灰乾舌藏府皆熱而脾胃尤亟也傷

紅中雙灰乾

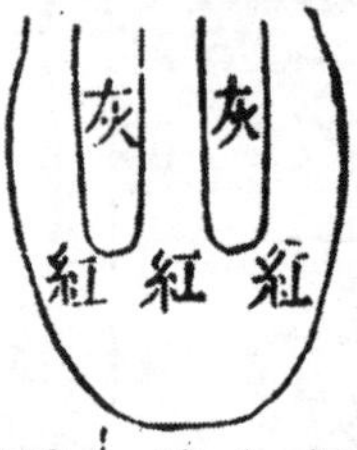

寒邪入胃府發熱譫語循衣撮空者常有此舌實熱入飲食鬱結者亦有之不論何脈宜十全苦寒救補湯分二劑先大承氣湯後三黃白虎不次急投循環連服將黑糞下淨則愈舊說謂下黑糞則死謬甚是泥於書而臨證少也

尖紅根白苔

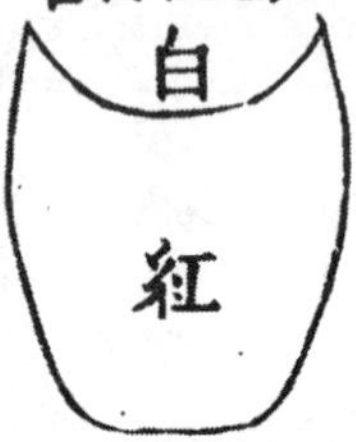

第一百十二尖紅根白苔舌紅尖是本色白苔爲表邪白浮薄滑者如惡寒身熱頭痛宜汗之不惡寒身熱頭痛煩渴者太陽表證也宜五苓散兩解之舊說尚是惟此舌不應列於紅舌中表證初起往往不顯於舌若白苔厚膩則又爲裏熱證須參

看白舌總論及第一第二三各條

第一百十三紅戰舌顫掉不安蠕蠕微動也深紅赤紅而戰者宜三黃石膏等湯紫紅瘀紅而戰者宜三黃白虎大承氣淡紅而戰者宜十全大補湯人參白朮茯苓甘草熟地川芎當歸白芍黃耆肉桂鮮紅灼紅而戰者宜六味地黃湯熟地山茱萸山藥茯苓丹皮澤瀉此舌虛火實火皆有之均裏證無表證誤治即壞舊說指爲汗多亡陽或漏風所致且不詳辨而概用溫補謬也

紅戰舌

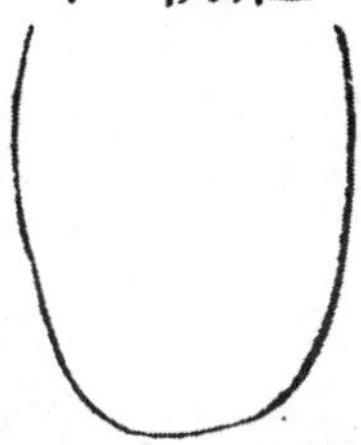

第一百十四紅細枯長舌如絳紅無苔乾枯細長而有直紋透舌尖者陰虧已甚少陰之氣絕於內不能上通舌根

故不顯苔也命絕難治聊用滋陰降火亦敷衍而已若

紅細枯長

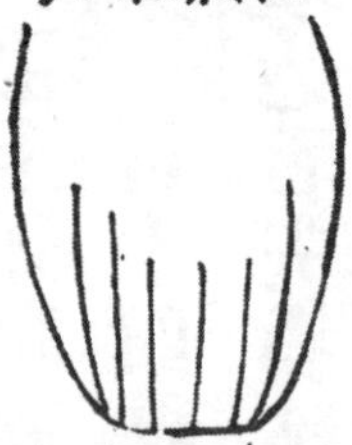

赤紫紅色中間尚能顯苔膩者不等黃黑雖有直紋透尖亦作爲藏府實熱症不作陰虛宜三黃白虎大承氣合投可愈倘用二冬二地等滋陰藥引入陰分即難治辨之詳愼方不誤人

第一百十五紅短白泡舌口瘡舌短有泡聲啞咽乾煩躁

紅短白泡

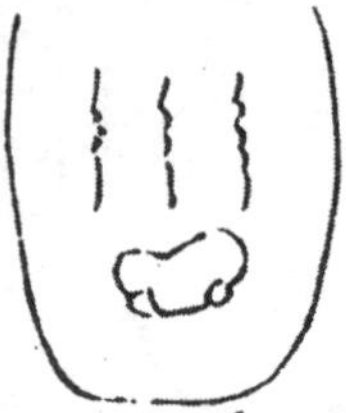

者乃瘟疫强汗或傷寒未汗而變宜酌用三黃石膏犀角舊說是也

第一百十六邊紅通尖黑乾舌藏府實熱而心肺脾胃尤

邊紅通尖黑乾

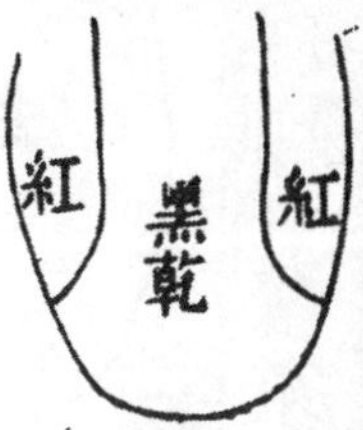

亟也傷寒傳少陰證燥暑中少陰證瘟疫症雜病實熱證皆有之不論何病何脈宜十全苦寒救補湯不次連服則必愈舊說急下再下以平爲期是也

第一百十七紅尖紫刺舌乃心經極熱而又受邪火薰蒸也宜大承氣湯加黃連五錢連翹三錢急服則愈舊說用枳實梔子豉湯加大黃雖下而不甚涼芒刺再生又不敢連投安得不危

紅尖紫刺

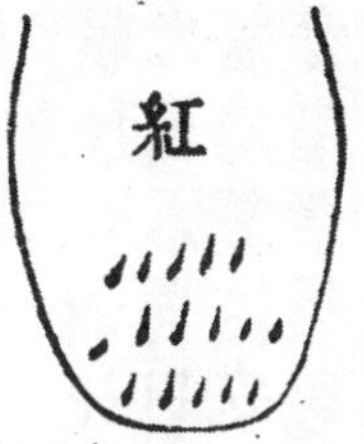

第一百十八紅尖黑根舌心腎火熾脾胃受困也傷寒邪入陰瘟疫毒中陰實熱鬱傷陰皆有之不論何證何脈用

大承氣急下以去其毒用三黃白虎急涼以救其陰二方連環服至黑退則愈舊說未善彼謂瘟疫二三日可微下之四五日後舌變深黑下無濟矣若邪結於咽目瞑脈絕油汗者一二日內死蓋微下則不能去毒僅一下之而不問以大涼藥則不能挽回已傷之陰又偶爾嘗試無膽無識安得不死耶○此條須參看黑舌總論及第七十三舌

紅尖黑根

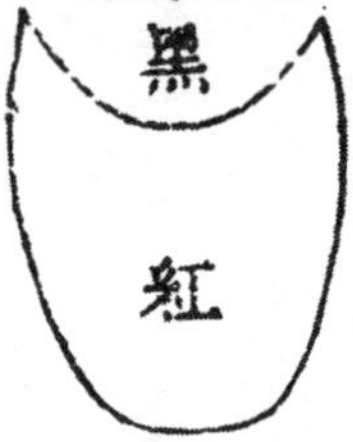

第一百十九紅嫩無津舌全舌鮮紅柔嫩而無津液望之似潤而實燥涸者乃陰虛火旺也宜十全甘寒救補湯與十全苦寒不同見第八十舌常服之舊說用生脈散人參麥冬北五味人參三白湯人參澤瀉白茯苓白朮白芍薑棗醫家積弊誤人不少五味白芍酸斂人參燥脾苓朮薑棗皆溫補以此治

紅嫩無津

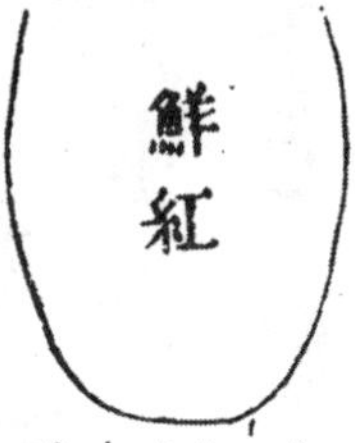

陰虛人則腎火愈旺真水益虧矣

第一百二十生癍舌全舌純紅而有小黑點者藏府皆熱也傷寒邪傳陽明府失治以致邪火逼入三陰證或疫毒直中三陰證或實熱人誤服辛溫藥燥傷三陰證均有之不論老少

生癍

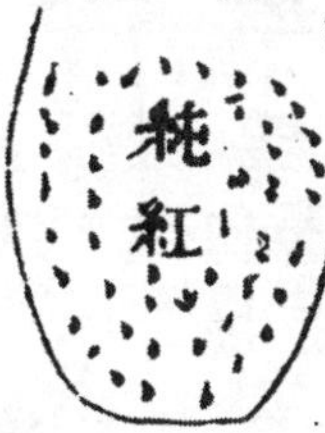

何病何脈見此舌即宜十全苦寒救補湯倍加真犀尖連服必愈舊說用元參升麻葛根湯及化癍湯即白虎湯除粳米加人參誤人多矣非陰火何可用元參非表證何可用升麻葛根熱毒正旺何可用參以補邪火舉世甘受其誤願衛生者勿泥古不化焉

第一百二十一將瘟舌即第九十八純紅舌也治法亦同

舊說又以將瘟舌別其名殊屬無謂

將瘟

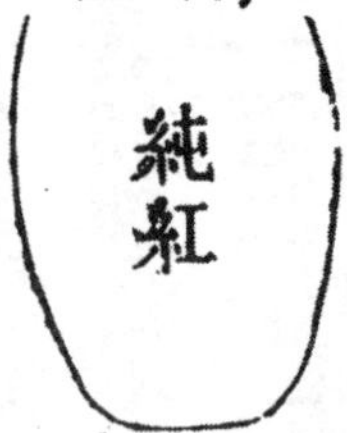

第一百二十二紅星舌全舌純紅而有深紅星乃藏府血分皆熱也中燥火者中疫毒者實熱人誤服溫補者皆有之其病多大熱大渴心胸脹滿皮膚燥癢日夜不能眠大便秘小便

紅星

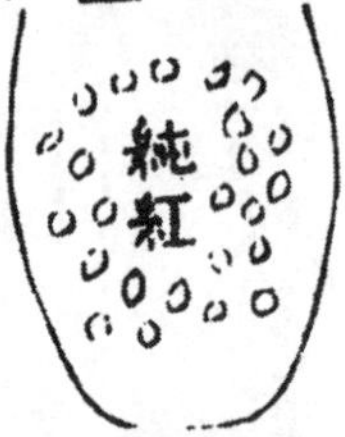

濇不等均屬裏症宜十全苦寒救補湯急投舊說指爲傷寒將發黃用茵陳湯合五苓散誤也熱毒傳裏茵陳蒿湯不濟事五苓散內有苓朮肉桂皆於熱人不宜

第一百二十三裏圈舌淡紅中有紅暈而純又純黑乃心

包絡蘊熱復受邪火侵入二火相逼故顯

此舌宜大承氣下之舊說是也

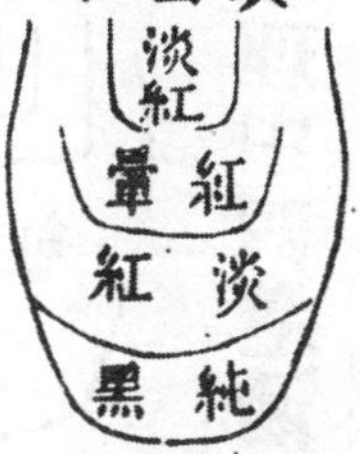

第一百二十四人裂舌紅色中有裂紋如人字者君火燔

灼熱毒炎上故發裂也宜涼膈散見第四十舌

如渴甚燥熱者宜大承氣湯下之舊說是

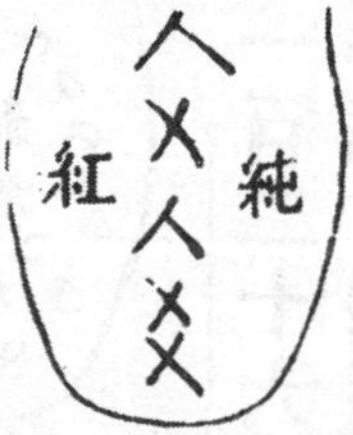

也不論白紅黃黑各舌名中有裂紋如川

字爻字人字不等或裂開直槽者多由

實熱人誤服溫補藥熱火在臟府相爭所致大承氣雖能

下毒而未能涼沁腸胃宜以白虎湯與承氣循環服不知

者以為太重實則力求周密之策

也凡治實熱內逼之症皆宜如此

第一百二十五蟲碎舌紅舌中更有紅點如蟲碎之狀者

熱毒熾盛也宜小承氣湯下之不退再用

大承氣舊說是也然不如將十全苦寒救補湯分爲大承氣三黃白虎等二劑循環連服以舌淨爲度

蟲碎

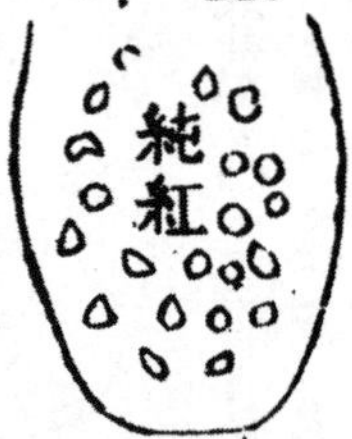

第一百二十六厥陰舌舊圖繪全舌純紅內有黑絲紋環

其後方正而不達邊余以爲凡舌色純紅

兼顯黑絲必非寒證當是熱氣結於足少

陰宜用寒涼藥而舊說指爲陰毒中厥陰

厥陰舌

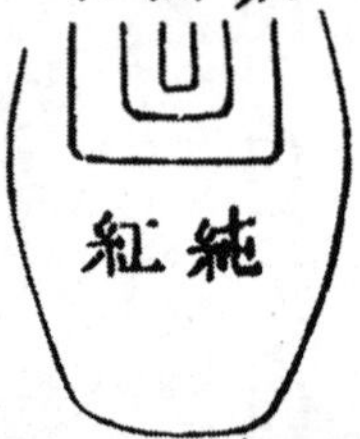

以理中四逆湯溫之未知合否寒涼之判吉凶所繫余未

見過此舌不敢妄斷請識者辨之

紫色舌總論

紫見全舌藏府皆熱極也見於舌之某經卽某經鬱熱也傷寒邪化火者中時疫者內熱薰蒸者誤服温補者酒食溼滯者皆有紫舌有表裏實熱證無虛寒證若淡紫中夾別色則亦有虛寒證凡辨舌無苔則論舌之本色有苔則憑苔之見色參之望聞問切以判表裏寒熱虛實之真假雖不中不遠矣余數十年來但知有紫色舌未聞有紫苔舌但見紫舌爲各種熱症未聞概屬酒後傷寒舊本專指酒後傷寒未免拘執

第一百二十七純紫舌傷寒以葱酒發汗酒毒入心或酒

純紫

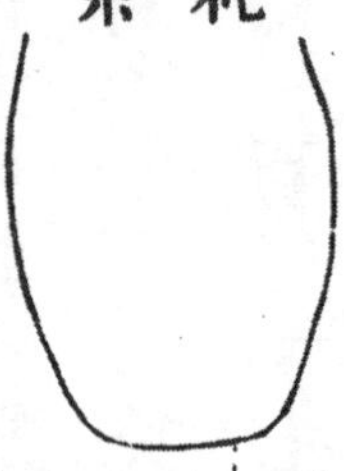

後傷寒皆有之宜升麻葛根湯加石膏滑石若心煩懊憹宜梔子豉湯否則發癍舊說尚是然紫舌非專屬傷寒也如傷寒邪化火或中時疫毒或誤服溫補或內熱鬱結諸症皆有之均宜十全苦寒救補湯急服

第一百二十八紫中紅癍舌渾紫而又起紅癍或渾身更發赤癍者宜化癍湯(見一百二十舌)三黃解毒湯加青黛或涼膈散(見四十舌)或消癍青黛飲(青黛黃連犀角石膏知母梔子元參生地柴胡人參甘草薑棗加醋一匙和服大便實者去人參加大黃)舊說近是惟元參生地柴胡人參薑棗醋此囫節菴方也

紫中紅癍

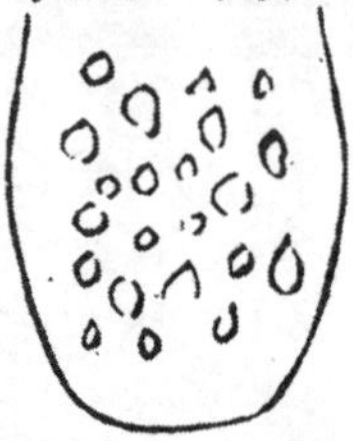

七者皆與陽火實熱裏症不對當除去乃效若泥古方不敢加減亦足誤人癍諸

第一百二十九紫上白滑舌此臟府本熱或因感冒時邪

紫上白滑

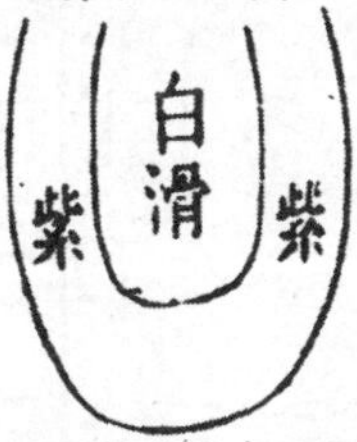

身熱惡寒頭痛者宜紫蘇薄荷荊芥甘草等輕表之若白苔不滑而厚膩則實熱內蓄也如無表證宜苦寒清裏藥舊說謂酒後感寒或誤飲冷酒所致亦令人身熱頭痛惡寒隨證解表可也

第一百三十淡紫青筋舌淡紫帶青而濕潤中絆青黑筋者乃寒邪直中陰經也必身涼四肢厥冷脈沈緩或沈弦

宜四逆湯甘草乾薑附子理中湯人參白朮乾薑甘草小腹痛甚者宜回陽救急湯即并四逆理中又加肉桂半夏五味茯苓陳皮也舊說是也若舌不溼潤而乾苦則是實熱宜涼劑

淡紫青筋

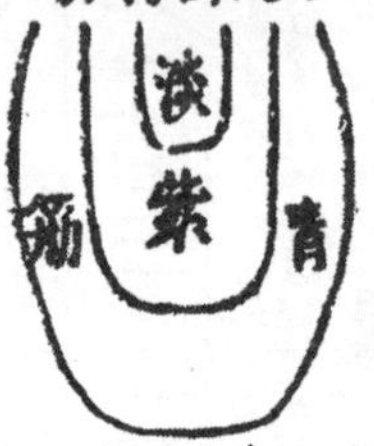

第一百三十一　紫上赤腫乾焦舌

舊說舌邊紫而中心赤腫足陽明受邪或已下後即食酒肉邪熱復聚所致若赤腫津潤大柴胡湯微利之若煩躁厥逆脈伏先用枳實理中湯即理中湯加枳實茯苓也次用小承氣是仍指傷寒證有寒食結胸也若雜病見此舌乃脾胃實熱已極不論何脈將十全苦寒救補

紫上赤腫乾焦

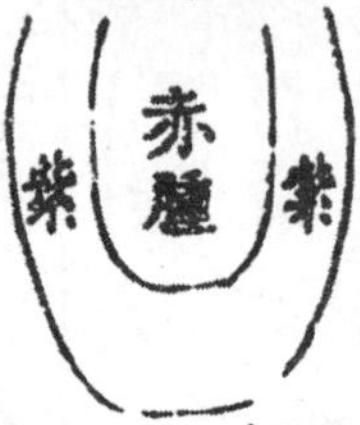

湯分二劑一大承氣湯二三黃白虎循環急投服至赤腫消則必愈過於遲疑勢必誤人

第一百三十二紫上黃苔乾燥舌乃藏府素熱脾胃尤甚或嗜酒積熱或燥火入裏或誤服溫補所致皆實熱裏證無表證宜十全苦寒救補湯對證加減連服則愈舊說用大承氣近是用大柴胡則非也

紫上黃苔乾燥

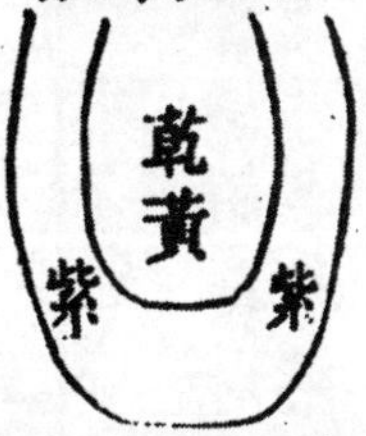

紫短

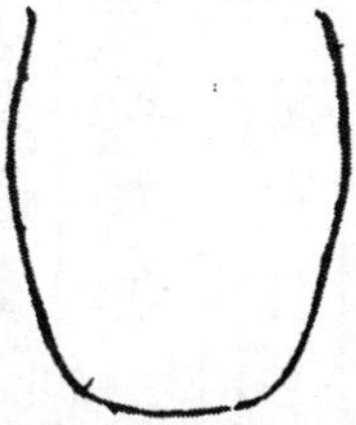

第一百三十三紫短舌色紫短而團圞食滯中宮又熱傳厥陰也急以大承氣下之舊說尚是又云下後熱退脈靜舌柔和者

生否則死是不知舍脈憑舌之治法也余意必當下淨其積涼透其熱以十全苦寒救補分兩劑循環急投若偶爾嘗試遲疑誤人

第一百三十四紫上黃苔澀潤舌外淡青紫而中有黃苔

紫上黃苔澀潤

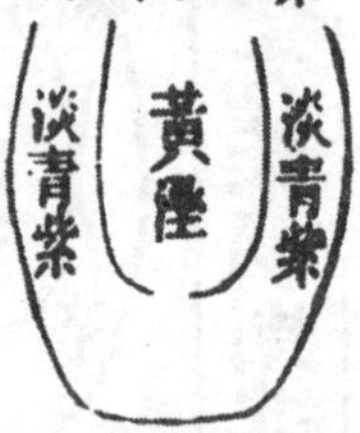

澀滑潤澤食傷太陰也脈必沈細心下臍旁按之便痛或轉失氣者小承氣加生附子或黃龍湯即大承氣加甘草人參當歸桔梗薑棗陶節菴用治邪熱傳裏譫語發渴心下硬痛胃有燥屎卻利清水名結熱利症非漏底傷寒也舊說尚是余意熱邪既深入總無須溫以附子表以桔梗補以參薑棗也原本專指傷寒證之傷食者若雜病裏症有黃苔必熱宜下而兼涼

第一百三十五紫尖蓓蕾舌熱毒中心血也時疫酒溼褐梅等證皆有之宜三黃犀角連翹銀花生大黃大青各三錢治之舊說仍指爲傷寒不戒酒食所致殊未當也

紫尖蓓蕾

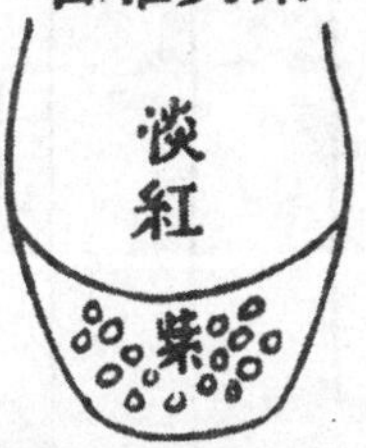

第一百三十六熟紫老乾舌藏府熱極又因邪傳厥陰也惟有十全苦寒救補湯分劑連投先服大承氣次服三黃白虎犀角等藥服至舌色嫩淨則愈遲疑則不治舊說明知是熱邪傳陰而仍用當歸四逆湯之溫補謬極

熟紫老乾

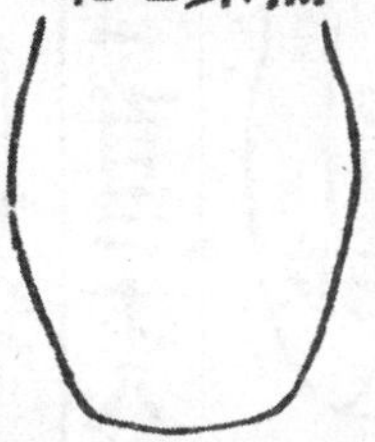

第一百三十七淡紫帶青舌青紫無苔多水滑潤而瘦小

為傷寒直中腎肝陰證宜吳茱萸湯吳茱萸人參生薑大棗治胃氣虛寒中有寒飲者四逆湯溫之舊說是也

淡紫帶青滑

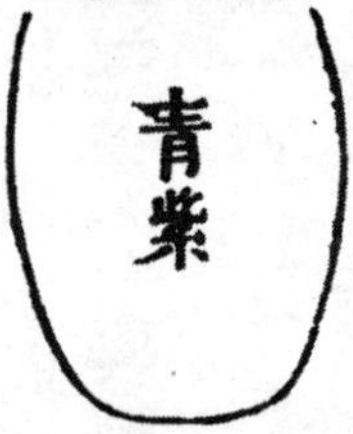

第一百三十八淡紫灰心舌或青黑不燥不濕者為傷寒邪傷血分雖有下證只宜犀角地黃湯生地白芍丹皮犀角加酒洗大黃微利之舊說近是若雜病裏證參看九十三舌

淡紫灰心

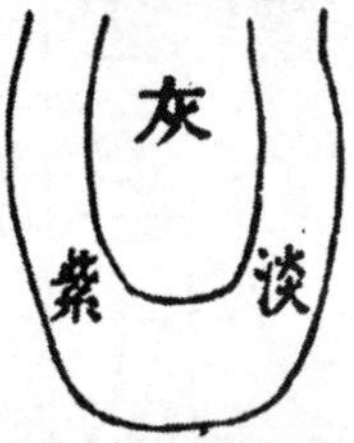

黴醬色舌總論 黴音眉物中久雨青黑也

黴醬色者有黃赤兼黑之狀乃藏府本熱而夾有宿食也凡內熱久鬱者夾食中暑者夾食傷寒傳太陰者皆有之見此舌不論何證何脈皆屬裏證實熱證無表證虛寒證舊論謂苔薄用桂枝湯加枳橘半夏苔色厚爲土邪尅水鮮有得愈者皆謬說也

第一百三十九純黴醬色舌爲實熱蒸胃宿食困脾傷寒傳陰中暑煩躁腹痛瀉利閉結大渴大熱皆有此舌不論老少何病何脈宜十全苦寒救補湯連服則愈舊說謂下之不通必

純黴醬色

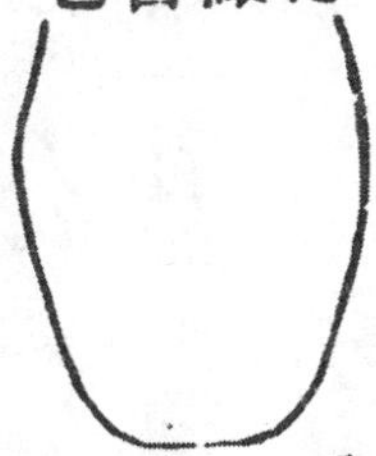

死駭人誤人

第一百四十黴黃色黃苔舌全舌黴色中有黃苔實熱鬱積顯然可見宜大承氣連服舊說用二陳加枳實黃連恐未必效也

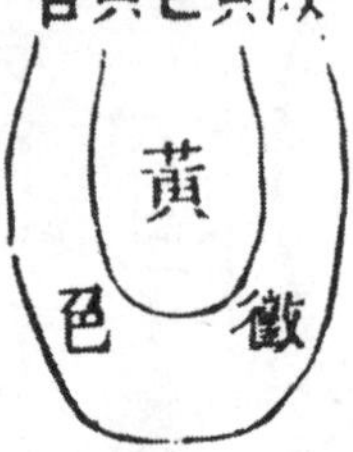

第一百四十一中黴淨厚舌宿食在中鬱久內熱胃傷脾困也或刮不淨而頃刻復生者不論何證何脈宜十全苦寒救補湯分二劑（先大承氣次三黃白虎等藥）循環急服則愈舊說用枳實理中湯加薑炒川連（此治寒實結胸者）與此舌不對

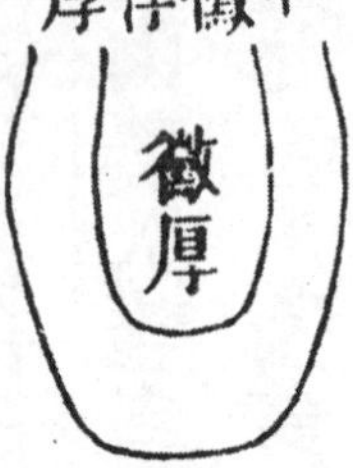

藍舌總論

藍者綠與青碧相合猶染色之三藍也舌見藍色而尚能生苔者藏府雖傷未甚猶可醫治若光藍無苔者不論何證何脈皆屬氣血極虧勢難延年舊論泥於五行謂金木相并火土氣絕不分有苔無苔概云不治亦管窺之見耳

第一百四十二純藍色舌凡病舌見藍光無苔者不治若藍色而有苔者心肝肺脾胃爲陽火內攻熱傷氣分以致筋不行血也其證有顛狂大熱大渴哭笑怒罵搥胸驚怪不等宜十全苦寒救補湯倍加生石膏黃連急服則愈若孕婦舌見

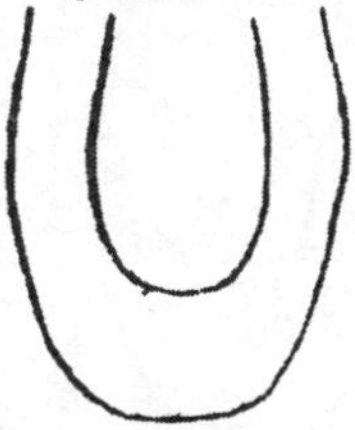

純藍舌

純藍者胎死腹中也宜下之

第一百四十三藍紋舌有藍色之紋也在傷寒為胃氣衰小柴胡去黃芩加炮薑若因寒實結滯者宜附子理中湯或大建中湯急投黃芪當歸桂心芍藥人參甘草半夏附子薑棗舊說尚合

藍紋

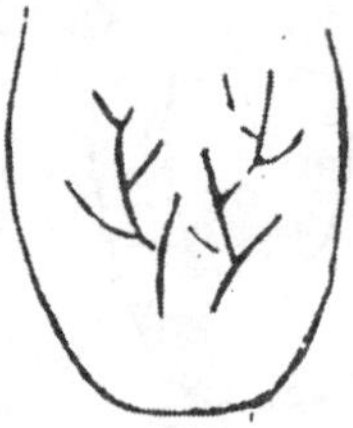

妊娠傷寒舌總論

余家訓望舌分經察色辨苔但求於表裏寒熱虛實詳審明確即得治法要領初無男婦老少之殊亦無妊娠傷寒之異名也治孕婦勿誤用損胎之藥然亦不能妄用保胎藥以助火而擾胎夫表有感邪必發散之裏有虛寒必溫補之倘裏有實熱留之為害亦必攻瀉之內經所謂有故無殞也有故者有病也言用重藥時適對其病則病當之而無害也如孕婦或有黃黑舌厚苔膩芒刺大便閉者亦可酌用生大黃元明粉等藥以去大熱而不傷胎知此則不必別立妊娠傷寒一門舊本舌鑑既有圖說因踵為之辯不敢人云亦云將錯就錯舊論謂邪入經絡輕則母傷重則子傷而視母舌以知子色澤則安色敗則斃面赤舌青者子死母

活面舌俱青出沫者母子俱死亦有面舌皆白而母子並死者蓋色不澤也

第一百四十四孕婦傷寒白舌初傷於寒身熱頭痛無汗兩臉鼻氣俱熱脈浮舌上白浮滑者宜溫散太陽表藥得汗則愈若無表邪證而有白浮滑苔或白嫩無苔溼潤者則裏虛寒也宜溫中之藥孕婦之病非專屬傷寒而白苔之舌又兼有諸病須參看白舌總論

孕婦傷寒白舌

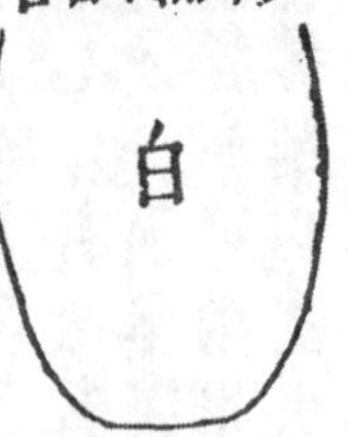

第一百四十五孕婦傷寒黃苔舌邪已化火宜白虎湯急服則愈若稍遲疑恐即傳陰傷寒治法男女無殊若非傷寒即爲裏熱宜白虎三黃審證酌用參看黃舌總論

孕婦傷寒黃苔

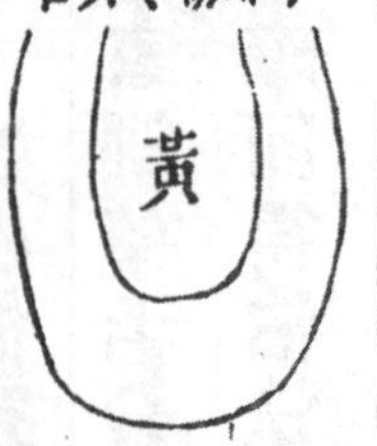

第一百四十六孕婦傷寒灰黑舌乃熱逼三陰之候不論傷寒傳陰實火傷陰必須苦寒急涼宜三黃白虎生大黃元明粉陳厚樸生枳殼等酌用熱清則胎安慎勿妄用安胎補藥致

孕婦傷寒灰黑

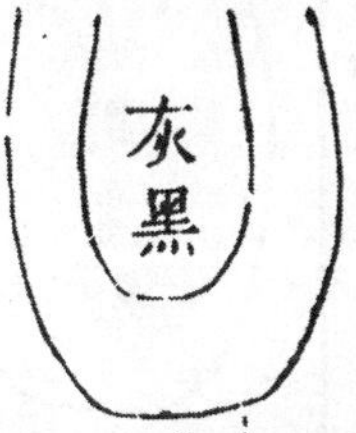

益熱而胎氣上冲舊說謂面舌俱黑水火相刑子母俱死面赤舌微黑者還當保胎如見灰黑胎必不固若面赤則根本未傷宜急下以救母此醫家相傳粉飾之談耳○黑色亦有虛寒者須參看黑舌總論

第一百四十七孕婦純赤舌色紅過於尋常也藏府俱熱也不必拘於傷寒當作實熱證治宜三黃白虎并

孕婦純赤

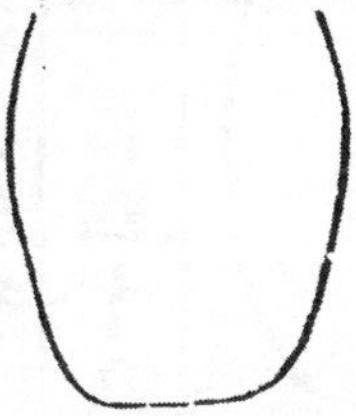

投則子母俱安萬無可慮舊說泥定傷寒又指面白爲氣虛而投薑桂竊慮如火益

熱有損無益

第一百四十八孕婦紫青舌傷寒無此舌其或有者乃熱體誤投溫補胞胎受熱上沖所致宜以三黃解毒散誤藥則母子俱危紫青爲熱若青紫則爲寒辨之宜慎舊說謂傷寒夾食非也

孕婦紫青

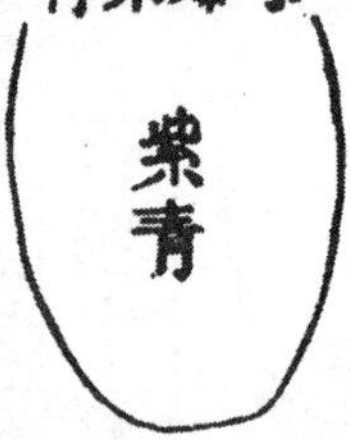

第一百四十九孕婦傷寒卷短舌面黑而舌乾卷短或黃黑刺裂乃傷寒化火傳足厥陰也宜大承氣湯以元明粉代朴硝急瀉之則愈舊說謂不瀉則熱邪傷胎瀉之則危在頃刻此見識未透耳若明於醫者除暴卽以安良無多疑慮

孕婦傷寒卷短

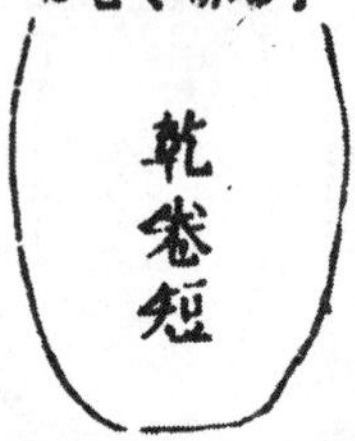

以上一百四十九舌傷寒雜病皆有之大半爲重病不常見者其輕病常見之舌分經別色辨其表裏及某經寒熱虛實不必拘定圖說庶能隨機應變虛則衛母實則泄子急則治標緩則治本審病用藥以平爲期補瀉溫涼無或軒輊原本後附古案新案諸條力言用補藥保全黑舌不可枚舉命意偏重溫補是但知甘溫爲補而不知當用苦寒之時雖瀉亦補也原本又論燕都王生黑舌既用甘溫大劑復用冷水一二斗妄治而愈彼亦不知其故輒歸功於溫補以余觀之安知非熱病而得力於冷水乎總之黑舌有實熱有虛寒區別之法已詳總論若不將病源認明

在先而以探試倖中之藥味表彰於後斷定某藥可治其
舌鮮不傳誤矣
萬縣王文選刻傷寒舌鑑於活人心法內而跋其後曰以
手拭舌滑而軟者病屬陰粗而燥者病屬陽胸喜熱物者
病在陰胸喜冷飲者病屬陽病在陰者宜溫宜散在陽者
宜解宜下數語尚是然閱者若固執鮮通必多遺誤何也
虛寒者舌固滑而軟邪初傳裏者真熱假寒者亦間有滑
軟之舌實熱者與邪入陰者舌固粗而燥陰虛水涸者真
寒假熱者亦或有粗燥之舌其別異處虛寒證必全舌色
淡白骨嫩無點無瓣縫無條苔邪初傳裏證全舌白滑而

有浮膩苔寒滯積中者舌亦相類惟問所因以辨證耳真熱假寒症必全舌色白而有點花罅裂積沙各實苔不等面苔刮不淨底色卻隱紅多刮欲嘔或乾嘔重刮沙點旁或出血少許假證最惑人宜慎辨之以上為滑膩舌之別真寒假熱證全舌亦或黑色乾焦裂芒刺厚苔惟用老生薑切平輕擦即脫淨舌底必淡白而不紅或口呼渴而不多飲水者也若用薑擦之而苔堅不退或口極渴而飲水常多者是實熱甚也寒熱之判關乎生死實熱者與邪火入陰之證全舌必有或黃或黑積膩乾焦罅裂芒刺等苔陰虛水涸者全舌必絳色無苔或有橫直罅紋而舌短小不等以上為粗燥舌之別至若胸喜熱物者不必定屬虛寒真熱假寒者胸亦喜熱物胸喜冷飲者不必定屬實熱真寒假熱者胸

亦喜冷飲又當別之舌色舌苔參之望聞問切以窮其變辯正諸條輒言用苦寒重劑不次急投蓋察舌色苔狀與病證毫無疑義確知急病不可緩治必神速方能奏功苟逡巡退縮拘於一日一劑勢必貽誤古所謂藥到病除者謂用藥已到勝病之分量病方能痊到者藥力之到也或數劑而到或數十百劑方到非入口即愈也此中消息惟閱歷深者知之若心氣粗浮察舌不準審證未確遽執余說妄投重劑又將致禍所願辨舌者小心謹慎於表裏寒熱虛實六字鑒別至當庶幾經權正變悉合中庸余將遵家訓用自攝養非欲與世爭長過承垂詢不敢人云亦云

醬布愚忱遑問知我罪我

金城王之璗
洮陽胡海珍　校字

舌鑑辨正卷二終

附治白喉方

青魚膽一箇（他魚膽亦可）青布（橫直一尺）葱白（七箇）

右葯用罐煎水至三沸頻頻漱之必令吐沫而後止萬不可咽下此方不知傳自何人光緒十一年劉漁珊太守在新疆忽染此症時同病者十三人七人已不治劉君垂危勺漿不入三日矣家人環泣料量後事適於敝簏中翻出此方依方治之即能飲食翼日平復如常矣分治五人亦立愈